*Non sappiamo, possiamo solo congetturare.
La scienza non è un sistema di conoscenze certe,
ma un sistema di ipotesi congetturali.*

Karl Popper, Congetture e confutazioni, 1963

Esercizio Fisico e Fibromialgia
Teoria, Ricerche e Applicazioni

Autori

Gianpiero Greco

Dipartimento di Biomedicina Traslazionale e Neuroscienze (DiBraiN)
Università degli Studi di Bari "Aldo Moro"

Felice Festa

Dipartimento di Biomedicina Traslazionale e Neuroscienze (DiBraiN)
Università degli Studi di Bari "Aldo Moro"

Vito Pugliese

Dipartimento di Biomedicina Traslazionale e Neuroscienze (DiBraiN)
Università degli Studi di Bari "Aldo Moro"

Francesco Fischetti

Dipartimento di Biomedicina Traslazionale e Neuroscienze (DiBraiN)
Università degli Studi di Bari "Aldo Moro"

INDICE

Prefazione degli autori v

Capitolo I
LA SINDROME FIBROMIALGICA

1.1 Inquadramento clinico della patologia 3

1.2 Epidemiologia 5

1.3 Eziopatogenesi 7

1.4 Sintomatologia 11

1.5 Diagnosi 15

1.6 Prognosi e trattamento 20

1.7 Disturbi fisici e motori associati alla sindrome fibromialgica 28

1.8 Aspetti psicologici associati alla sindrome fibromialgica 31

Bibliografia 37

Capitolo II
I BENEFICI DELL'ATTIVITÀ FISICA ADATTATA AI SOGGETTI AFFETTI DA FIBROMIALGIA

2.1 La prescrizione dell'esercizio fisico come trattamento non farmacologico 49

2.2 Gli effetti dell'attività fisica adattata sul processo di neuromodulazione del dolore 53
2.3 Gli effetti di diversi tipi di attività sulle capacità fisiche e sul functional status 57
2.4 L'efficacia delle terapie di consapevolezza corporea associata alla fibromialgia 63
Bibliografia 67

Capitolo III
ATTIVITÀ FISICA E BENESSERE PSICOFISICO NEI SOGGETTI CON FIBROMIALGIA
3.1 Attività fisica e benessere psicologico 77
3.2 Effetti dell'attività fisica su dolore, flessibilità, equilibrio e qualità della vita 80
3.3 Attività fisica mirata o allenamento aspecifico? Confronto tra gli effetti sulla qualità della vita 82
3.4 Effetti dell'esercizio fisico in acqua o a secco sulla risposta allo stress 86
3.5 Stato di fitness fisica in relazione a depressione, ansia e qualità della vita 91
Bibliografia 97

Capitolo IV

PROTOCOLLI DI ESERCIZIO SPECIFICI PER LA SINDROME FIBROMIALGICA

4.1 Protocolli di attività aerobica	109
4.2 L'allenamento della forza	118
4.3 Protocolli di allenamento per la flessibilità e mobilità articolare	123
4.4 L'allenamento di tipo combinato o multicomponente	131
4.5 Protocolli di allenamento in acqua	142
4.6 Pilates	151
4.7 Tai Chi	155
4.8 La danza come movimento terapia	159
Bibliografia	163

Capitolo V

LINEE GUIDA PER LA PRESCRIZIONE DELL'ESERCIZIO FISICO E APPLICAZIONI PRATICHE

5.1 Programmazione dell'allenamento: teoria e applicazioni	185
5.2 Il dosaggio dell'esercizio in relazione ai principi dell'allenamento FITT-VP	205
5.2.1 Frequenza	206
5.2.2 Intensità	207

iii

5.2.3 Tempo 208
5.2.4 Tipo 210
5.2.5 Volume e Progressione 211
5.3 Esempio di protocollo di esercizio fisico adattato ai soggetti affetti da Fibromialgia 211
Bibliografia 223

Prefazione degli Autori

La fibromialgia è una condizione complessa che colpisce milioni di persone in tutto il mondo. Questo libro nasce dalla necessità di fornire una guida completa e aggiornata sulla prescrizione e somministrazione dell'esercizio fisico, con un focus particolare sui benefici apportati dall'attività fisica adattata come trattamento "non farmacologico".

Nel Capitolo I, abbiamo esplorato la sindrome fibromialgica in tutte le sue sfaccettature, dall'inquadramento clinico all'epidemiologia, dall'eziopatogenesi alla sintomatologia, fino alla diagnosi, prognosi e trattamento. Abbiamo analizzato anche i disturbi fisici e motori e gli aspetti psicologici associati alla sindrome.

Il Capitolo II è stato dedicato ai benefici dell'attività fisica adattata nei soggetti affetti da fibromialgia. Abbiamo discusso come l'esercizio fisico possa essere prescritto come trattamento "non farmacologico" e i suoi effetti sul processo di neuromodulazione del dolore. Abbiamo esaminato diversi tipi di esercizio e la loro efficacia sulle capacità fisiche e sul "functional status" dei pazienti, nonché l'importanza delle terapie di "consapevolezza corporea".

Nel Capitolo III, ci siamo concentrati sul benessere psicofisico dei soggetti con fibromialgia, esplorando come l'attività fisica possa influenzare il benessere cognitivo, il dolore, la flessibilità, l'equilibrio e la qualità della vita. Abbiamo confrontato gli effetti dell'attività fisica mirata rispetto all'allenamento aspecifico e abbiamo analizzato l'impatto dell'esercizio fisico in acqua o a secco sulla risposta allo stress.

Il Capitolo IV presenta i protocolli di esercizio specifici per la sindrome fibromialgica, inclusi l'allenamento aerobico, l'allenamento della forza, la flessibilità e la mobilità articolare. Abbiamo esplorato anche l'allenamento combinato o multicomponente, l'allenamento in acqua, il Pilates, il Tai Chi e la danza come movimento-terapia.

Infine, nel Capitolo V, abbiamo fornito linee guida pratiche per la prescrizione e somministrazione dell'esercizio fisico, con un'attenzione particolare alla programmazione dell'allenamento e al dosaggio dell'esercizio secondo i principi FITT-VP. Abbiamo concluso con un esempio di protocollo di esercizio fisico adattato ai soggetti affetti da fibromialgia con la disponibilità di video online che mostrano gli esercizi da eseguire tramite scansione dei QR Code.

Ci auspichiamo che questo libro possa essere una risorsa preziosa per chinesiologi, medici, fisioterapisti, pazienti e tutti coloro che sono coinvolti nella gestione della fibromialgia. Il nostro obiettivo è offrire una comprensione approfondita della sindrome nonché del trattamento "non farmacologico" più efficace per eccellenza, che è l'esercizio fisico, per migliorare la qualità della vita dei pazienti.

Capitolo I
LA SINDROME FIBROMIALGICA
di F. Fischetti, F. Festa, V. Pugliese, G. Greco

1.1 Inquadramento clinico della patologia

La fibromialgia (FM) è una sindrome cronica caratterizzata da dolore muscoloscheletrico diffuso e dalla presenza di quelli che vengono definiti Tender Points (TPs) (Wolfe et al., 1990).

La patogenesi della FM non è completamente conosciuta, sebbene il concetto corrente veda la FM come il risultato di un alterato funzionamento del sistema nervoso centrale, che determinerebbe la conseguente amplificazione della percezione e della trasmissione del dolore (Gracely et al., 2002). La FM è considerata una delle numerose sindromi da "overlap" relativamente comuni, caratterizzate da dolore cronico e affaticamento, che risultano difficilmente essere riconducibili ad altre tipi di patologie (Clauw, 2001). La FM è più comune nei figli di pazienti con FM; è presente, pertanto, una componente familiare ed oltre a ciò nell'insorgere della malattia sono molto importanti i fattori ambientali. I fattori genetici ed ambientali, difatti, giocano un ruolo fondamentale nella patogenesi della FM (Wolfe et al., 1990).

Dal punto di vista genetico sembra improbabile che l'alterazione di un solo gene sia responsabile dell'insorgenza dei sintomi della FM; sembrano infatti implicati polimorfismi di vari sistemi, tra cui il sistema dopaminergico, quello catecolaminergico e quello serotoninergico. La patologia molto spesso risulta "sovrapposta" (da qui il termine overlap) con altri tipi di condizioni patologiche tra cui le più diffuse sono la sindrome della fatica cronica, quella del colon irritabile e la cistite interstiziale (Salaffi & Farah, 2019).

Le descrizioni cliniche di ciò che oggi chiamiamo FM sono state riportate fin dalla metà del 1800. Originariamente diversi erano stati i termini utilizzati per identificare questa condizione, tra cui "nevrastenia" e "reumatismi muscolari". Nel 1904, Gowers creò il termine "fibrosite" (Gowers, 1904), che fu soprattutto usato fino agli anni '70 e '80, periodo in cui si scoprì che l'eziologia di questa sindrome risiedeva nel sistema nervoso centrale (Mease, 2005). Il termine "fibromialgia", introdotto nel 1976 da Hench, infatti evidenzia il dolore presente nei muscoli e nelle strutture fibrose connettivali (tendini-legamenti). Nella classificazione delle malattie reumatiche della Società Italiana di Reumatologia la FM è inserita tra i reumatismi extrarticolari (Del Rosso & Maddaloni Bongi, 2015).

Non esistono esami strumentali specifici in grado di determinare la presenza di questa patologia e non vi sono neanche terapie particolari, le cure infatti sono spesso basate su approcci individuali e peculiari per il singolo paziente, data la varietà dei sintomi.

Risulta inoltre essere una patologia molto difficile da "sopportare", non solo in termini fisici e quindi in riferimento al legame con la dolorosa e faticosa sintomatologia con cui convivere, ma anche e soprattutto in termini psicologici, infatti viene quasi sempre vissuta come un'esperienza "invisibile" e silente, poco compresa e spesso non riconosciuta, perché all'apparenza il malato non ha "segni" evidenti di sofferenza (test ed analisi mediche di normale prassi diagnostica risultano normali) se non quanto dice di sentire accadere dentro di sé: il fibromialgico è spesso considerato un "malato immaginario" da medici e familiari (Perrot, 2019). Dal punto di vista epidemiologico è considerata la terza causa di dolore muscoloscheletrico cronico, dopo il dolore lombare e l'osteoartrite (Di Carlo et al., 2021).

1.2 Epidemiologia

La prevalenza della FM nella popolazione generale è stimabile in media intorno al 5%, in generale la prevalenza varia nei maschi tra lo 0,1% ed il 3,9% e nelle donne tra il 2,5% ed il 10,5%, nelle donne cresce con l'aumentare dell'età, fino ai 79 anni; inoltre, uno studio condotto in Israele, riporta la presenza di FM nei bambini nel 6,2% dei casi (Buskila et al., 1993). Nel 2005 in Italia Salaffi et al. hanno condotto lo studio MAPPING al fine di raccogliere dati sulla prevalenza delle malattie muscoloscheletriche su un campione della popolazione italiana composto da 2.155 pazienti selezionati dai Medici di Medicina Generale. La prevalenza della FM riscontrata è stata pari al 2,22%, che individuerebbe nel nostro Paese, tenuto conto del dato ISTAT sulla popolazione residente in Italia, 1.346.700 pazienti affetti (Salaffi et al., 2005).

Lo studio *"The Fell Study: Fibromyalgia Epidemiology European Large scale survey"* del 2005 ha invece valutato la prevalenza di FM nella popolazione generale in alcuni stati europei, i risultati indicano una prevalenza del 4,3% in Francia (6,1 % nelle donne e 0,5% degli uomini su un campione di 1000 abitanti) e del 6,1% in Portogallo (8,8% delle donne e 0,7% degli uomini su un campione di 500 abitanti) (Russell & Raphael, 2008).

Dall'analisi dei dati sulla prevalenza nella popolazione generale, raccolti a partire dalla pubblicazione dei criteri di classificazione dell'ACR dal 1990 fino ad oggi, si osserva la presenza di FM in tutti i gruppi etnici studiati e questa non sembra limitata ai paesi industrializzati; tuttavia, i dati variano molto nelle diverse nazioni.

La FM è spesso misconosciuta e sottostimata, si attesta che circa il 75% delle persone che ne soffrono non abbia ricevuto un'adeguata diagnosi, purtroppo sta diminuendo sempre più anche l'età di insorgenza della FM; infatti, uno studio del 2021 sul "Pediatric Rheumatology" parla di sindrome fibromialgica primaria giovanile (JPFS) nei bambini più piccoli, la prevalenza stimata varia dall'1,2% al 6,2 %, l'età di insorgenza è di circa 11,4-13,7 anni, compresa tra 5 e 18 anni.

Sostanzialmente, la FM si è dimostrata essere la terza condizione muscolo-scheletrica più comune in termini di prevalenza, dopo il dolore lombare e l'artrosi; essa tuttavia è prevalentemente una malattia al femminile, ciò significa che a essere coinvolte sono soprattutto le donne, il dato è stato confermato da diversi studi, che ci portano a concludere che il rapporto medio tra donne e uomini è di 3:1; le ragioni di questa disparità sono molteplici, le donne sono predisposte da un punto di vista fisiologico a un'alterazione dei meccanismi del dolore per i loro processi biologici cui vanno incontro nelle varie fasi della loro vita ma sono anche più inclini a subire in modo notevole lo stress cronico psico-fisico legato alla vita moderna, che le vede impegnate su più fronti (lavoro, famiglia); va poi ricordato che le malattie infiammatorie e autoimmuni raddoppiano o triplicano nel sesso femminile per effetto degli ormoni sessuali sulle cellule che regolano le difese immunitarie (Garritano, 2023).

1.3 Eziopatogenesi

L'eziologia e la patogenesi della FM non sono ancora del tutto chiare, sembrano essere coinvolti diversi fattori come: la disfunzione del sistema nervoso centrale e autonomo, i neurotrasmettitori, gli ormoni, il sistema immunitario, i fattori di stress esterni, gli aspetti psichiatrici e molti altri (Bellato et al., 2012). La sensibilizzazione centrale è considerata il principale meccanismo coinvolto ed è definita dall'aumento della risposta alle diverse stimolazioni, risposta mediata dalla segnalazione del sistema nervoso centrale (Yunus, 1992). La sensibilizzazione centrale è la conseguenza dell'attività nervosa spontanea, dei campi recettivi allargati e dell'aumento delle risposte agli stimoli trasmessi dalle fibre afferenti primarie (Staud & Smitherman, 2002). Un importante fenomeno coinvolto sembra essere il "windup" che riflette l'aumentata eccitabilità dei neuroni del midollo spinale e consiste nella presenza, in seguito ad uno stimolo doloroso, di stimoli successivi della stessa intensità che vengono percepiti come più forti (Li et al., 1999); è un fenomeno che si verifica normalmente in tutte le persone (Mendell & Wall, 1965), ma è alterato ed eccessivamente percepito nei pazienti fibromialgici (Staud et al., 2001). Questi fenomeni sono espressione della neuroplasticità e sono mediati principalmente dai recettori N-metil-D-aspartato (NMDA) situati nella membrana postsinaptica nel corno dorsale del midollo spinale (Dickenson, 1990; Staud & Domingo, 2001).

Un altro meccanismo coinvolge presumibilmente le ben note vie inibitorie discendenti del dolore, che modulano le risposte del midollo spinale agli stimoli dolorosi, queste sembrano essere compromesse nei pazienti con FM, contribuendo ad esacerbare la sensibilizzazione centrale (Kosek & Hansson, 1997).

Oltre ai meccanismi neuronali potenziati, anche l'attivazione delle cellule gliali sembra svolgere un ruolo importante nella patogenesi della FM, perché queste aiutano a modulare la trasmissione del dolore nel midollo spinale. Attivate da vari stimoli dolorosi, le cellule gliali, rilasciano citochine pro infiammatorie, ossido nitrico, prostaglandine e specie reattive dell'ossigeno che stimolano e prolungano l'ipereccitabilità del midollo spinale (Watkins & Maier, 2005).

Inoltre, diversi neurotrasmettitori sembrano essere coinvolti nella sensibilizzazione centrale, in particolare la serotonina (5-HT) che risulta avere un ruolo fondamentale nella modulazione del dolore (Dubner & Hargreaves, 1989), oltre che essere coinvolta anche nella regolazione dell'umore e del sonno (Ressler & Nemeroff, 2000) e questo potrebbe spiegare anche l'associazione tra FM e disturbi del sonno e mentali. Questa associazione crea una sorta di circolo vizioso: i pazienti affetti da FM, come detto, lamentano spesso disturbi del sonno (Roizenblatt et al., 2001) e questi, a loro volta, sono probabilmente coinvolti nella patogenesi stessa (Bigatti et al., 2008), in quanto una conseguenza diretta del sonno disturbato determina un deficit di GH e del fattore di crescita insulino-simile 1 (IGF-1) (Cauter et al., 1998) e dato che questi ormoni sono coinvolti nella riparazione dei microtraumi muscolari, la riparazione degli stessi microtraumi, che si verificherebbero in seguito ai diversi movimenti muscolari legati all'attività dei soggetti, risulterebbe inefficace determinando così dolori prolungati (Bennett et al., 1992).

Nel processo patogenetico della FM risulterebbe inoltre essere coinvolto anche il sistema neuroendocrino. Questo perché la FM è considerata un disturbo legato allo stress, di conseguenza è facile capire come possa essere coinvolto l'asse ipotalamo-ipofisi-surrene (HPA) (Crofford, 2002). Diversi studi, infatti, hanno mostrato, nei pazienti fibromialgici, livelli elevati di cortisolo, in particolare la sera, associati a un ritmo circadiano interrotto (Ferraccioli et al., 1990). Inoltre, gli stessi pazienti mostravano alti livelli di ormone adrenocorticotropo (ACTH) sia a livello basale che in risposta allo stress, molto probabilmente come conseguenza di un'iposecrezione cronica dell'ormone di rilascio della corticotropina (CRH) (Griep et al., 1993).

Oltre a glucocorticoidi e fattori di crescita, sono coinvolti anche altri tipi di ormoni, ad esempio i livelli degli ormoni tiroidei sono generalmente normali, anche se i pazienti spesso mostrano sintomi di ipotiroidismo e vi sono alcune prove che suggeriscono un'associazione con quantità anormali dell'ormone di rilascio della tireotropina (TRH) (Garrison & Breeding, 2003).

Ed ancora è presente un'associazione con il sistema nervoso autonomo, difatti vari studi, sembrano confermare che nella FM il sistema nervoso simpatico è persistentemente iperattivo, mentre risulta iporeattivo in situazioni di stress. Ciò potrebbe spiegare alcuni sintomi clinici come affaticamento, rigidità mattutina, disturbi del sonno, ansia, fenomeno di pseudo-Raynaud, irritabilità intestinale (Stisi et al., 2008).

Infine potremmo individuare alcuni fattori definiti scatenanti, come per esempio alcune infezioni che sembrano essere in grado di indurre FM, anche se non è documentata una relazione causale diretta (Ablin et al., 2006). In particolare, potrebbero essere coinvolti virus come HCV, HIV e Parvovirus (Rivera et al., 1997). Un ruolo importante in questa associazione potrebbe essere svolto dalle citochine e dalle cellule gliali, che, ad esempio, esprimono recettori per batteri e virus (Gabuzda & Wang, 1999).

Anche traumi fisici, vaccinazioni e sostanze chimiche possono essere fattori scatenanti (Bell et al., 1998). Tuttavia, vale la pena ricordare i risultati di Greenfield che non ha notato alcun fattore scatenante nel 72% dei pazienti inclusi nella sua ricerca (Greenfield et al., 1992). Per cui possiamo affermare che non è ancora possibile determinare una singola causa associata a questo tipo di patologia, ma che nella sua eziologia e nel processo di patogenesi siano coinvolti diversi fattori.

1.4 Sintomatologia

La FM non presenta segni, ma piuttosto una serie di sintomi (Salaffi et al., 2012); possiamo individuare caratteristiche cardinali che includono i sintomi più comuni nonché fondamentali per una diagnosi secondo i criteri più recenti e altre caratteristiche comuni che includono sintomi diffusi ma meno peculiari. I principali sintomi sono il dolore diffuso, la rigidità, l'affaticamento e l'astenia, i disturbi intestinali/urogenitali, i disturbi del sistema nervoso centrale e neurocognitivi ed il sonno non riposante (Salaffi et al., 2016), ve ne sono poi altri meno frequenti come la sensazione di tumefazione dei tessuti molli, le parestesie/disestesie agli arti, la cefalea, i disturbi neuroviscerali e psicologici, la sindrome sicca o di Sjögren (Cazzola et al., 2008). Questa proteiforme sintomatologia può essere modulata dalle variazioni atmosferiche e dalla temperatura. Nelle giornate fredde, umide e piovose il dolore e la rigidità sono più intensi, mentre la maggior parte dei pazienti riferisce un effetto benefico del caldo. L'inattività e l'iperattività aggravano la sintomatologia, che migliora invece con una moderata attività fisica. Il ruolo dello stress, sia esso fisico che psichico, è noto come fattore di peggioramento sia del dolore sia di tutti i sintomi eventualmente associati ad esso. Il dolore cronico diffuso che dura da almeno tre mesi è il sintomo cardine della FM viene descritto dal paziente in maniera variegata, come sensazione di bruciore, rigidità, tensione, come un crampo, un taglio, una scossa, una pugnalata, una bruciatura. Causa disabilità al paziente, che, per diminuirne l'intensità, riduce le attività fisiche, quotidiane e lavorative. L'intensità del dolore dei pazienti con FM è risultata superiore a quella dei pazienti con artrite reumatoide e più disabilitante rispetto alle altre malattie reumatiche, in quanto si accompagna a maggiore disagio psicologico. Il paziente descrive il dolore con espressioni del tipo "mi fa male dappertutto", oppure "ovunque mi si tocchi, sento male". Si tratta di un dolore "centrale" che non ha una localizzazione ed un'entità costanti, ma migra e può aumentare o diminuire durante l'arco della giornata (Salaffi et al., 2005). I pazienti percepiscono come dolorosi anche stimoli esterni solitamente innocui, come il tocco o indossare dei vestiti. Tali caratteristiche sono inquadrabili in un allodinia (percezione di dolore a seguito di uno stimolo innocuo) ed in un'iperalgesia (aumentata sensibilità al dolore, che si manifesta in caso di stimoli lievi) (Cazzola et al., 2014). Queste caratteristiche sono proprie del "dolore centrale", diverse da quelle di un "dolore periferico" di natura meccanica o infiammatoria, in cui sia la localizzazione che l'intensità sono molto più costanti (Salaffi et al., 2018).

Il dolore si accompagna molto frequentemente a rigidità (84-91% dei casi), in genere inferiore a 30 minuti, generalizzata o localizzata al tronco, che si presenta soprattutto al risveglio (rigidità mattutina) o in seguito al mantenimento prolungato della stessa posizione, ma anche la sera dopo una giornata lavorativa; riguardo ad affaticamento ed astenia (questi sono sintomi riferiti dal 75/90 % dei pazienti con FM), spesso possono divenire predominanti ed essere percepiti come prevalenti rispetto alla sintomatologia dolorosa. La ridotta resistenza alla fatica, la stanchezza e la debolezza possono aggravarsi fino all'estrema difficoltà a svolgere qualsiasi movimento (pazienti allettati). Le conseguenze rilevanti sono la forte difficoltà a compiere le normali attività quotidiane, ma interessano anche le sfere intellettuale, affettiva e psicologica. Tra i sintomi più comuni abbiamo anche la cefalea, soprattutto nucale, muscolo-tensiva, ma anche quelle temporale, sovraorbitaria, mascellare o mandibolare, oppure l'emicrania, a volte il mal di testa è diffuso a tutto il cuoio capelluto, il cui semplice sfioramento riacutizza in maniera drammatica il dolore (Salaffi & Farah, 2019).

Nei pazienti affetti da FM sono spesso presenti anche disturbi neurocognitivi, che includono la perdita della concentrazione e della capacità di fissare la memoria breve, il rallentamento nei gesti, l'incapacità di svolgere diverse mansioni contemporaneamente, la facile distrazione ed il sovraccarico cognitivo. Sono comunemente osservabili nei pazienti con FM i disturbi gastrointestinali come difficoltà digestive, dolori addominali, alternanza di stipsi e diarrea, che si configurano nella "sindrome dell'intestino irritabile" (Cassisi et al., 2008).

Nel 60% dei pazienti fibromialgici sono presenti disturbi dell'umore quali ansia e depressione, ma anche ipocondria e attacchi di panico, la loro presenza ha indotto a interpretare la malattia come psicosomatica. In realtà soltanto il 30-40% dei pazienti manifesta un disturbo psicologico significativo. Il più frequente è lo stato d'ansia, riportato nel 13-64% dei casi, ma numerose ricerche hanno escluso che la FM possa rappresentare una forma particolare di ipocondria. Spesso concomita una "depressione secondaria", reattiva allo scadimento generale dello stato di salute. La "catastrofizzazione" rappresenta un comune stile cognitivo presente in corso di FM, che comporta un'amplificazione esagerata degli aspetti emozionali, con una visione pessimistica, che fa considerare il dolore come intollerabile (Lee et al., 2018).

I disturbi del sonno sono pressoché costanti (80-90% dei casi) nei pazienti fibromialgici e comportano l'accentuazione, al momento del risveglio, del dolore e dell'astenia. Oltre alla difficoltà all'addormentamento, il paziente ha un sonno turbato da frequenti risvegli notturni e non ristoratore (Choy et al., 2015).

Possono, inoltre, concomitare disturbi della sensibilità, soprattutto alla vista, al tatto, all'udito e all'olfatto e sono essenzialmente rappresentati da un'eccessiva sensibilità alle stimolazioni esterne, per cui stimoli solitamente ritenuti "confortevoli" possono essere avvertiti come particolarmente intensi. Gli annebbiamenti visivi, la difficoltà di messa a fuoco nello svolgimento di attività di precisione o durante la guida di autoveicoli, determinano, spesso, nausea e capogiri. I disturbi dell'equilibrio consistono in una sensazione d'instabilità, di barcollamento, soprattutto in condizione di stazione eretta prolungata. Le cause possono essere ricondotte a disturbi visivi, contrattura persistente della muscolatura del collo, ipotensione neuro-mediata caratterizzata da sensazione di svenimento, nausea, capogiro, annebbiamento visivo. Costanti sono i disturbi della percezione, quali parestesie a distribuzione non metamerica, sotto forma di formicolii diffusi a tutto il corpo o limitati a un emisoma o agli arti, sensazione di punture di aghi, d'intorpidimento o di "addormentamento" di un arto, sensazione di tumefazione delle mani e dei piedi, sensazioni anomale di freddo o di caldo intenso diffuse a tutto il corpo o agli arti (Salaffi & Sarzi-Puttini, 2012).

1.5 Diagnosi

La FM a differenza della quasi totalità delle patologie che caratterizzano la società moderna, le quali vengono diagnosticate grazie agli esami ematochimici e strumentali e/o alla presenza di sintomi specifici, non viene diagnosticata facilmente; è intuibile l'importanza di una diagnosi precoce che eviti non solo l'aggravamento dei sintomi della FM, ma anche l'instaurarsi di circoli viziosi come dolore-disturbi dell'umore, dolore-immobilità, che ne rendono complessa la gestione. La combinazione delle numerose manifestazioni cliniche e la severità di ogni singolo sintomo presenta un'estrema variabilità da paziente a paziente, ciò rende problematico il precoce riconoscimento della FM (Bennett et al., 2010); sebbene si tratti di una condizione clinica nota da tempo, solo recentemente ha ricevuto una definizione scientifica ed un riconoscimento formale. I primi criteri per la classificazione della FM sono stati proposti nel 1990 dall'American College of Rheumatology (ACR) (Salaffi et al., 2012) e nel 1992 l'Organizzazione Mondiale della Sanità ha riconosciuto la sindrome fibromialgica come patologia (Dichiarazione di Copenhagen), con l'inclusione nell'International Statistical Classification of Diseases and Related Health Problems (ICD) (gennaio 1993): codice "M79.0: Reumatismo non specifico". I criteri classificativi dell'ACR formulati nel 1990 richiedono la presenza di dolore muscolo-scheletrico diffuso persistente da oltre tre mesi e la positività di almeno 11 dei 18 Tender Points (TPs), evocabili alla digitopressione indotta da una pressione di 4 kg/cm2 o mediante algometro a pressione posizionati in sedi codificate (Wolfe et al., 1990).

La figura 1.1 mostra le sedi anatomiche dei 18 tender points utilizzati nei criteri classificativi dell'ACR per la diagnosi di FM.

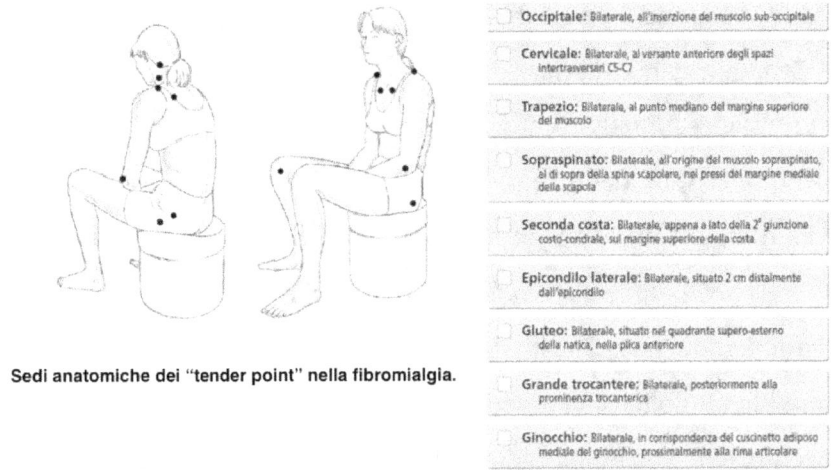

Figura 1.1 - Sedi anatomiche dei "tender point" nella fibromialgia (Wolfe et al., 1990).

La valutazione del Tender Points veniva spesso effettuata in maniera imprecisa o non corretta. La ricerca di questi punti inoltre richiede una certa manualità, per cui l'errata identificazione delle aree o l'applicazione di una forza eccessiva può condurre ad errori diagnostici. Inoltre, i criteri ACR 1990 non considerano altri sintomi come l'astenia, la rigidità, le alterazioni del sonno, dell'umore ed i sintomi neurologici presenti in oltre la metà dei pazienti. La constatazione che lo stesso paziente può rispettare i criteri per più sindromi differenti, ha indotto molti reumatologi a mettere in dubbio, non solo la specificità dei criteri ACR 1990, ma la stessa esistenza della FM come entità nosologica distinta (Sarzi-Puttini et al., 2018). Date le numerose perplessità sollevate da parte della comunità scientifica riguardo l'utilità di formulare la diagnosi di FM mediante la ricerca dei Tender Points, nel 2010, sono stati formulati dall'American College of Rheumatology (ACR), nuovi criteri classificativi; i nuovi criteri classificativi hanno proposto la combinazione delle seguenti due principali variabili Widespread Pain Index (WPI) e Symptom Severity Score (SSS).

Widespread Pain Index (WPI) o indice di dolore diffuso, comprende una checklist di 19 zone del corpo e il paziente è invitato a contare le aree specifiche in cui ha sentito dolore nella settimana precedente la compilazione del questionario, attribuendo per ciascuna un punteggio pari a 1, con un punteggio totale compreso tra 0 e 19;

Symptom Severity Score (SSS) o punteggio di severità dei sintomi ha origine dalla somma dei punteggi dei sintomi somatici, sonno non ristoratore, sintomi cognitivi, e stanchezza in una scala da 0-12. La scala SSS da sola fornisce una misura della gravità dei sintomi della FM. Per ognuno dei tre sintomi suddetti, viene indicato il grado di severità percepito dal paziente durante l'ultima settimana (Wolfe et al., 2010).

Combinando la scala WPI ed SSS si è giunti alla nuova definizione di FM. Per soddisfare tali criteri classificativi il paziente deve rispondere alle 3 seguenti condizioni: indice per il dolore diffuso (WPI) ≥7 e il punteggio della scala per la severità dei sintomi (SS) ≥5 o WPI compreso tra 3 e 6 e punteggio della scala per la SS ≥9; sintomi presenti con la stessa intensità e persistenti da almeno 3 mesi; assenza di condizioni cliniche concomitanti che potrebbero motivare il dolore.

I nuovi criteri standardizzano la diagnosi basata sui sintomi, affinché tutti i medici usino la stessa procedura. La diagnosi clinica, sebbene più semplice, resta, tuttavia, basata essenzialmente sulla valutazione soggettiva del medico rispetto all'entità e la severità dei sintomi somatici del paziente, non permettendo un'auto-valutazione dei sintomi da parte del paziente. Per tale ragione, nel 2011, è stata proposta una modifica dei criteri ACR 2010, in cui le aree del dolore e la presenza/assenza di 3 sintomi nella SSS (cefalea, dolore o crampi addominali e sintomi depressivi) vengono auto-valutati dal paziente (Wolfe et al., 2011). Nel 2013 è stata proposta un'ulteriore modifica che ha incrementato le aree di localizzazione del dolore, il numero di sintomi, migliorandone la specificità, indipendentemente dalla coesistenza di un'altra condizione dolorosa (Bennett et al., 2014). È importante sottolineare, tuttavia, come sia i criteri 2010, che le versioni successive del 2011 e del 2013, pur essendo di più facile e veloce esecuzione, non prevedono il riscontro di segni clinici obiettivi, elemento imprescindibile nell'iter diagnostico di una patologia così complessa come la FM. Nel 2016 è stata proposta una ulteriore revisione dei suddetti criteri da parte dell'ACR basata sulla integrazione dei criteri formulati nel 2010 (*physician-based*) con i criteri autosomministrati (*self-report*) proposti e validati nel 2011. La diagnosi di FM deve essere ritenuta valida, indipendentemente da altre diagnosi o malattie concomitanti e, comunque, non esclude la presenza di altri disturbi clinicamente rilevanti.

Recentemente, nel 2018, grazie alla partnership tra l'ACTTION (Analgesic, Anesthetic, and Addiction Clinical Trial Translations Innovations Opportunities and Networks) con la Food and Drug Administration (FDA) statunitense e l'American Pain Society (APS) è stata avviata la ACTTION-APS Pain Taxonomy (AAPT) con l'intento di sviluppare criteri diagnostici semplificati per la FM. Tali criteri, come per i precedenti, sono esclusivamente basati sui sintomi clinici, non prevedono il conteggio dei Tender Points e richiedono la persistenza del dolore cronico (per almeno 3 mesi) in 6 o più aree corporee, delle 9 sedi individuate, in associazione alla coesistenza di moderati o severi disturbi del sonno o della fatica; i criteri AAPT sono, al momento, ritenuti scarsamente performanti, rispetto ai criteri formulati nel 2016 e sono associati ad un elevato tasso di "falsi positivi" (Wolf, 2019).

1.6 Prognosi e trattamento

L'approccio generale al trattamento della FM dovrebbe concentrarsi sul miglioramento della qualità della vita e sulla gestione dei sintomi, in quanto è impossibile guarire completamente dalla patologia (Bair & Krebs, 2020). Per raggiungere questi obiettivi, le linee guida raccomandano un approccio terapeutico individualizzato e multimodale. All'inizio del trattamento, ogni paziente dovrebbe ricevere informazioni sulla propria diagnosi, in particolare sulla fisiopatologia di base e sulle opzioni di trattamento, inclusa un'introduzione e una discussione sulle strategie di autogestione (Bair & Krebs, 2020). Queste strategie possono includere la gestione dello stress, informazioni sulle regole di igiene del sonno, una dieta bilanciata, attività fisica regolare compreso l'esercizio aerobico, riduzione di peso, ritmo delle attività e mantenimento di uno stile di vita complessivamente sano. Condizioni coesistenti, come i disturbi del sonno e il disturbo depressivo maggiore, dovrebbero essere identificate tempestivamente e trattate contemporaneamente (Bair & Krebs, 2020). Quando si iniziano i trattamenti, i pazienti dovrebbero essere informati sulle ragionevoli aspettative di beneficio, dovrebbe essere programmata una rivalutazione e i trattamenti dovrebbero essere interrotti se i benefici non sono evidenti dopo un ragionevole periodo di prova. Poiché nessun singolo trattamento migliora la funzionalità e minimizza tutti i sintomi, sarà probabilmente necessaria una combinazione di trattamenti. Le linee guida per il trattamento raccomandano che la gestione iniziale dei pazienti con FM possa e debba essere effettuata nell'ambito dell'assistenza primaria (Fitzcharles et al., 2013).

È stato identificato il ruolo delle terapie psicologiche e comportamentali (CBT), che forniscono piccoli benefici incrementali rispetto agli interventi di controllo nell'alleviare il dolore, migliorare l'umore e ridurre la disabilità alla fine del trattamento e durante il follow-up a lungo termine (Bernardy et al., 2013). Inoltre, gli interventi psicologici possono essere efficaci nel migliorare la funzione fisica, il dolore e l'umore rispetto alle cure abituali (Theadom et al., 2015). Anche se i benefici del trattamento sono modesti, le terapie psicologiche sono chiaramente più sicure degli agenti farmacologici e sono probabilmente associate a costi inferiori. I potenziali ostacoli alle terapie psicologiche includono l'accesso limitato a terapisti con esperienza nella gestione dei pazienti con FM o la riluttanza dei pazienti a consultare un operatore di salute mentale (Friesen et al., 2017). Per migliorare l'accesso, sono stati sviluppati e testati interventi basati sugli smartphone e forniti dalla tecnologia. Ad esempio, un programma di autogestione basato su Internet e un corso di CBT fornito su internet hanno entrambi determinato benefici (riduzione del dolore, miglioramento della depressione e aumento della soddisfazione) per i pazienti con FM (Friesen et al., 2017). Dovrebbe quindi essere sottolineata l'importanza e l'uso delle terapie psicologiche e comportamentali, data la loro efficacia, sicurezza e vantaggi in termini di costi.

Tutti i pazienti affetti da FM dovrebbero essere educati sull'importanza del sonno nel moderare il dolore, l'affaticamento e i sintomi cognitivi. I pazienti dovrebbero essere anche valutati per eventuale presenza di disturbi del sonno, comprese l'apnea notturna e l'insonnia, perché per coloro che soffrono di tali disturbi sono necessarie terapie specifiche oltre ad informazioni sull'igiene del sonno (Qaseem et al., 2016). Per i pazienti affetti da insonnia, la CBT per l'insonnia (CBT-I) è il trattamento di prima linea (Qaseem et al., 2016), mentre dovrebbe essere generalmente evitato l'uso di sedativi-ipnotici da banco o da prescrizione.

In merito al trattamento farmacologico invece, per alleviare i sintomi della FM, si possono provare diverse classi di farmaci. Gli antidepressivi triciclici (TCA) sono stati utilizzati nella pratica clinica per decenni come terapia iniziale (O'Malley et al., 2000). I potenziali effetti avversi possono essere minimizzati iniziando con basse dosi di amitriptilina durante la notte e aumentando lentamente le dosi. Si potrebbero provare altri TCA, come la nortriptilina e la desipramina, ma questi non sono altrettanto ben studiati (Moore et al., 2014).

Nei pazienti che presentano controindicazioni, non rispondono o presentano effetti collaterali intollerabili ai TCA, può essere preso in considerazione un inibitore della ricaptazione della serotonina-norepinefrina (SNRI). Gli SNRI, in particolare duloxetina e milnacipran, hanno dimostrato di apportare benefici in diversi studi (Moore et al., 2014). Sebbene esistano pochi studi a lungo termine sugli SNRI, la duloxetina si è rivelata sicura ed efficace e può essere una buona scelta nei pazienti con grave affaticamento o depressione in comorbidità (Murakami et al., 2017). È stato dimostrato inoltre che anche i gabapentinoidi (gabapentin e pregabalin) apportano benefici ai pazienti affetti da FM (Moore et al., 2014), però una recente revisione sistematica ha concluso che non esistono prove sufficienti per supportare o confutare l'ipotesi che il gabapentin riduca il dolore nella FM (Cooper et al., 2017). Semplici analgesici, come il paracetamolo e i farmaci antinfiammatori non steroidei, sono spesso prescritti come terapia aggiuntiva per alleviare il dolore (Derry et al., 2017), ma non si sono rivelati efficaci nella FM.

La ricerca, inoltre, suggerisce che i pazienti con FM presentano alterazioni nel sistema endogeno degli oppioidi e possono anche avere un miglioramento del dolore se trattati con basse dosi dell'antagonista degli oppioidi ovvero il naltrexone (Younger et al., 2013). Sebbene sia improbabile che gli oppioidi possano apportare benefici ai pazienti affetti da FM, gli studi epidemiologici indicano che per loro viene comunemente prescritta una terapia con oppioidi a lungo termine (Goldenberg et al., 2016).

Studi randomizzati e controllati sull'agopuntura manuale e sull'elettroagopuntura suggeriscono benefici per il dolore, l'affaticamento e il benessere, sebbene gli studi siano piccoli e per lo più a breve termine (Lauche et al., 2015). Per le terapie manuali, come la manipolazione chiropratica, il massaggio e il rilascio miofasciale, le prove sono molto limitate e non suggeriscono un beneficio sostanziale nella FM (Lauche et al., 2015).

In relazione al ruolo delle modifiche dietetiche nel trattamento o nella prevenzione delle riacutizzazioni, nonostante il significativo interesse tra i pazienti per le diete "antinfiammatorie" e altre diete popolari, mancano prove a sostegno di qualsiasi intervento nutrizionale particolare per la FM. Una recente revisione ha rilevato che 7 studi clinici su diete diverse (a basso contenuto calorico, vegetariana e a basso contenuto di FODMAP) hanno avuto risultati positivi simili, ma tutti gli studi erano piccoli e presentavano un rischio sostanziale di bias (Silva et al., 2019). Data la bassa qualità delle prove, una guida dietetica appropriata per i pazienti con FM può essere simile a quella per la popolazione generale, inclusa la riduzione delle calorie per la perdita di peso quando appropriato.

I pazienti affetti da FM devono essere seguiti regolarmente per la valutazione della gravità dei sintomi e del funzionamento, della risposta al trattamento, dell'aderenza e degli effetti avversi (Fitzcharles et al., 2013). Il numero di visite annuali dovrebbe essere adattato in base alla gravità della malattia al momento della diagnosi, al carico di comorbidità, alla gravità dei sintomi, ai cambiamenti nel piano di trattamento, agli effetti avversi del trattamento e alle preferenze del paziente. Un approccio ideale alla gestione delle malattie croniche richiede tempo per trovare il trattamento o la combinazione di trattamenti più efficace per ciascun paziente (Fitzcharles et al., 2013). Valutare la risposta ai diversi trattamenti in modo graduale richiede prove e rivalutazioni. Potrebbero essere necessarie visite ambulatoriali più frequenti al momento della diagnosi e dopo l'inizio di nuovi trattamenti (Fitzcharles et al., 2013), utili a gestire le riacutizzazioni, incoraggiare i pazienti con un'aderenza non ottimale, supportare i pazienti che sono sopraffatti dalla loro condizione, fornire formazione continua, ed enfatizzare le strategie di autogestione. Inoltre, è stato riscontrato che un maggiore impegno ambulatoriale protegge dal suicidio i pazienti con FM (McKernan et al., 2019).

Al di là di ciò, un pilastro del trattamento risulta essere rappresentato dalle terapie attive non farmacologiche (programmi di esercizi supervisionati e graduali e interventi cognitivo comportamentali) (Macfarlane et al., 2017; Rahman et al., 2014). Sebbene i farmaci siano spesso utilizzati per primi a causa di modelli di pratica che si basano maggiormente sulla gestione farmacologica rispetto alle terapie non farmacologiche, essi sono associati a effetti avversi e gli studi clinici mostrano modesti benefici nei pazienti (Bair & Krebs, 2020).

Ultimo elemento fondamentale risulta l'educazione del paziente, difatti è una componente importante per convalidare l'esperienza della malattia, ridurre l'ansia correlata ai sintomi e fornire una motivazione per l'autogestione e le terapie raccomandate. Per ottimizzare la probabilità di successo del trattamento, i medici dovrebbero fornire supporto continuo per i cambiamenti dello stile di vita e la partecipazione a terapie non farmacologiche attive (Bair & Krebs, 2020). I pazienti dovrebbero essere informati che le esacerbazioni dei sintomi (riacutizzazioni) sono comuni e dovrebbero essere insegnate diverse possibili strategie (tenere un registro dei sintomi e annotare i fattori scatenanti, ridurre lo stress, utilizzare esercizi di rilassamento, impegnarsi in attività piacevoli e riposare) per prevenirli e gestirli. Il trattamento della FM dovrebbe quindi essere multimodale e multidisciplinare, utilizzando una combinazione di terapie fisiche, comportamentali e farmacologiche (Bair & Krebs, 2020).

I sintomi della FM possono iniziare dopo un trauma fisico, un intervento chirurgico, un'infezione o uno stress psicologico significativo. In altri casi, i sintomi si sviluppano gradualmente e si accumulano nel tempo, senza un singolo evento scatenante. La maggior parte dei pazienti continuerà ad avere dolore persistente e affaticamento con fluttuazioni intermittenti dei sintomi nel tempo (Bair & Krebs, 2020). Alcuni studi hanno dimostrato come il dolore, l'affaticamento, i disturbi del sonno, l'ansia e la depressione erano sostanzialmente invariati nel corso di 8 anni di follow-up tra i pazienti visitati in 6 centri differenti (Wolfe et al., 1997). In uno studio osservazionale più recente, solo 1 paziente su 4 seguito fino a 11 anni ha riportato un miglioramento almeno moderato del dolore (Walitt et al., 2011). Al contrario alcune ricerche hanno scoperto che solo il 35% dei pazienti presentava ancora dolore diffuso 2 anni dopo la valutazione iniziale (Fitzcharles et al., 2003).

Da notare che i pazienti trattati dai medici di base della comunità hanno una prognosi migliore rispetto a quelli osservati nei centri di riferimento. Un altro elemento importante legato alla prognosi risulta essere determinato dalla disabilità lavorativa, che è comune nei pazienti con FM. Il 41,5% dei pazienti con FM riceveva un'invalidità della previdenza sociale rispetto al 36,8% e al 23,7%

di quelli con artrite reumatoide e osteoartrite, rispettivamente (Wolfe et al., 2014). La prognosi, quindi, è correlata a determinati fattori demografici, comportamentali e psicologici. Il sesso femminile, il basso status socioeconomico e lo stato di disoccupazione sono associati a risultati peggiori (Reisine et al., 2008). Altri importanti fattori prognostici includono depressione, storia di abusi, catastrofismo, eccessiva preoccupazione somatica e obesità (Mundal et al., 2014). I pazienti con FM hanno un rischio aumentato di suicidio e dovrebbero quindi essere monitorati per i sintomi della depressione (Dreyer et al., 2010).

1.7 Disturbi fisici e motori associati alla sindrome fibromialgica

La presenza del sintomo principale della FM, ovvero il dolore muscoloscheletrico, determina nella maggior parte dei casi l'insorgenza di alcuni disturbi legati all'apparato motorio. Il dolore però non risulta essere l'unico fattore legato a questo fenomeno di disturbo funzionale, difatti la ricerca ha dimostrato che i fattori cognitivi (come le credenze, le valutazioni e le aspettative) svolgono un ruolo importante nel determinare l'adattamento ai sintomi nei pazienti con dolore cronico (Turk & Okifuji, 2002). Come è stato osservato in molte sindromi dolorose croniche, i pensieri disadattivi e l'elaborazione delle informazioni sembrano essere strettamente associati alle limitazioni funzionali osservati nella FM (Hassett et al., 2000). Infatti i pazienti con FM che riferiscono un'elevata paura del dolore e dell'attività fisica riportano anche una maggiore disabilità. Diversi studi hanno dimostrato che la paura del dolore e dell'attività nei pazienti con dolore cronico è associata a scarse prestazioni fisiche, anche quando si controlla la patologia dal punto di vista sintomatico (Crombez et al., 1999) che sembrano essere legate a situazioni di vita quotidiana. Questi risultati sono coerenti con ulteriori studi precedenti che hanno scoperto che la paura specifica del dolore è un migliore predittore di disabilità rispetto alle variabili biomediche (sintomi) o anche alla gravità e alla durata del dolore stesso (Waddell et al., 1993). Un modo plausibile per interpretare questa relazione è ipotizzare che la paura del dolore e dell'attività istighi l'evitamento dell'attività stessa e quindi aumenti il rischio di decondizionamento fisico ed il decondizionamento, a sua volta, andrebbe a contribuire alla disabilità dell'individuo (Waddell et al., 1993). La combinazione quindi di questi fattori, dolore ed elementi cognitivi associati alla patologia, comportano tendenzialmente quello che risulta essere un abbandono quasi totale di qualsiasi forma di movimento che vada oltre le attività quotidiane, alcune volte anch'esse comprese (Waddell et al., 1993). Questo si associa ulteriormente quindi con lo stabilizzarsi di un livello motorio funzionale molto basso, che determina una condizione di leggera ipertonia, in alcuni casi, disturbi della deambulazione e soprattutto affaticamento persistente anche durante le semplici attività (Waddell et al., 1993).

Il basso livello di attività fisica è presumibilmente spiegato dall'abitudine di evitare l'aggravamento del dolore e della fatica (Vlaeyen et al., 2001), che di conseguenza si traduce in sedentarietà e muscoli decondizionati (Vlaeyen et al., 1995). Un basso livello di attività fisica può anche essere correlato a uno scarso controllo motorio e a una minore velocità di movimento (Turk et al., 2004)

Un altro elemento persistente dal punto di vista fisico, legato alla sindrome fibromialgica, è l'insorgenza dell'affaticamento che si verifica in maniera molto rapida durante lo svolgimento di attività anche ad impegno cardiovascolare basso. L'affaticamento, così come percepito e riportato nel paziente con FM, è il risultato di almeno due meccanismi diversi ma interconnessi: un fallimento del controllo motorio centrale e il rimodellamento delle fibre muscolari (Casale et al., 2009) . Questi due aspetti possono essere diversamente descritti in clinica con una gamma di quadri clinici e neurofisiologici che vanno da una sensazione di affaticamento invalidante ma con conservazione della composizione fibrosa muscolare, ad una minima sensazione di stanchezza associata a evidenti segni di decondizionamento muscolare. Infatti, il muscolo fibromialgico ha lo stesso modello di fibre di tipo I che si registra negli individui anziani sani e decondizionati e può essere contrastato da un'attività fisica adattata al tipo di fibre coinvolte (Casale et al., 2003) .

In conclusione, la FM risulta essere una patologia molto invalidante in termini di prestazioni fisiche, anche legate a semplici attività; questo si verifica per una serie di fattori che confluiscono tra loro determinando un abbassamento del livello funzionale dell'individuo e un peggioramento delle sue capacità aerobiche.

1.8 Aspetti psicologici associati alla sindrome fibromialgica

Nei pazienti fibromialgici, oltre alla componente sensoriale, sono fondamentali anche gli aspetti affettivi e cognitivi che accompagnano il dolore; le variabili psicologiche coinvolte nell'elaborazione centrale dello stimolo doloroso, ovvero implicate nel passaggio dallo stimolo nocicettivo alla percezione del dolore, sono molteplici, queste sembrano determinare la diversa modulazione della soglia del dolore e l'ampia varietà di comportamenti in risposta ad esso e permettono di spiegare la mancanza di congruenza tra il reale danno esistente e la persistenza del dolore stesso (Conversano & Marchi, 2018).

Le variabili che sembrano giocare un ruolo centrale nell'instaurarsi e nel cronicizzarsi di una condizione dolorosa come quella della FM sono: credenze e attribuzioni di significato peculiari all'esperienza del dolore, tono dell'umore, risposte emotive, strategie di coping, variabili di personalità; nelle condizioni di dolore cronico gli aspetti cognitivi contribuiscono in modo sostanziale alle caratteristiche del dolore, al significato che la persona attribuisce e alla risposta comportamentale che ne consegue, sula base di determinate credenze e valutazioni in merito al dolore la persona può decidere di ignorarlo continuando a lavorare e socializzare o di lasciare le proprie attività e assumere il ruolo di malato. Questa valutazione, influendo sulle modalità di risposta al dolore, assume un'importanza rilevante nell'impatto che la FM può avere sulla vita della persona che ne è affetta. Credenze errate rispetto all'origine del dolore e alla sua ineluttabilità e la tendenza all'autocolpevolizzazione si associano a una maggiore intensità nella percezione del dolore, a una minore compliance al trattamento e a un maggiore livello di stress (Conversano & Marchi, 2018).

Tra le variabili cognitive che giocano un ruolo importante nella percezione del dolore e nella gestione dello stesso vi sono la bassa autoefficacia percepita nel controllo del dolore, ovvero la credenza nelle proprie scarse capacità di poter affrontare e gestire il dolore, e la percezione della perdita di controllo sullo stesso, che contribuisce alla presenza di sintomi depressivi, a una ridotta autostima, a una scarsa aderenza alle terapie e alla messa in atto di strategie di coping non adattive, tra le quali spesso è presente una riduzione significativa delle attività quotidiane. Altro aspetto cognitivo coinvolto nella FM è il catastrofismo, tra le variabili riscontrate con più frequenza nei pazienti fibromialgici, nonché target di un eventuale percorso terapeutico. Sembra, infatti, essere la caratteristica che maggiormente predice l'intensità del dolore percepito, l'aumentata sensibilità allo stesso, le limitazioni nelle attività quotidiane e lavorative, il consumo di analgesici e la diminuzione di mobilità e forza muscolare nel corso del tempo. Il catastrofismo è un processo cognitivo caratterizzato da preoccupazioni negative e ruminazioni circa il dolore, che portano il paziente a focalizzare l'attenzione sugli stimoli dolorifici. La quantità di attenzione che la persona presta a una sensazione dolorosa può influenzare l'intensità della percezione della stessa. Quando il focus dell'attenzione si dirige verso altri aspetti della vita, l'esperienza dolorosa viene infatti sperimentata come meno fastidiosa (Hassett et al., 2000).

Riguardo alle variabili psicologiche che influenzano la percezione del dolore, un ruolo importante è rivestito dalle emozioni. Emozioni quali rabbia, frustrazione e paura sono infatti correlate a cambiamenti nell'attività del sistema nervoso autonomo e sembrano contribuire a un incremento dei sintomi. La rabbia può giocare un ruolo centrale nel mantenimento del disturbo, provocando un aumento della tensione muscolare che, a sua volta, comporta un incremento del dolore. La rabbia è una reazione comune nei pazienti fibromialgici, in parte a causa delle limitazioni che il dolore crea nella loro vita, in parte a causa delle frequenti reazioni di familiari e alcuni medici i quali, additandoli come "malati immaginari", ne aumentano i vissuti di solitudine, isolamento e assenza di speranza. La relazione tra dolore e stato emotivo è bidirezionale, influenzando lo stato emozionale la percezione del dolore e viceversa (Conversano & Marchi, 2018; Ressler & Nemeroff, 2000).

Anche il tono dell'umore svolge un ruolo importante nell'insorgenza e nel mantenimento del dolore cronico: è frequente osservare nei pazienti fibromialgici disturbi dell'umore, perlopiù afferenti allo spettro depressivo. La presenza di depressione si associa a maggiori sintomi fisici e a una maggiore persistenza del dolore. L'interazione reciproca tra FM e depressione peggiora il decorso, la durata e la gravità dei sintomi e la qualità di vita. La questione ancora irrisolta è se sia la sintomatologia depressiva a precedere la FM, se sia il contrario o se ancora siano entrambe l'espressione di un nucleo psicopatologico comune sottostante (Ressler & Nemeroff, 2000).

Per quanto concerne l'ansia, alti livelli di sintomi ansiosi e stress porterebbero a un abbassamento della soglia del dolore e a strategie di coping disfunzionali. I pazienti fibromialgici presentano generalmente livelli di ansia molto elevati, tanto da far supporre che l'ansia cronica determini un iperattivazione del sistema simpatico (Ressler & Nemeroff, 2000).

La FM viene anche generalmente considerata come una patologia stress-correlata: è stata riscontrata un'associazione tra la diagnosi di FM e un evento di vita stressante precedente la diagnosi. Oltre al peggioramento dei sintomi in concomitanza con eventi stressanti, tali pazienti presentano frequentemente una storia di vita caratterizzata da eventi negativi, spesso di natura traumatica (Rosenbaum et al., 2015; Stubbs et al., 2017).

Il significato attribuito al dolore nel contesto dell'esperienza personale concorre a determinare le strategie di coping utilizzate, ovvero le modalità comportamentali con le quali il soggetto affronta la propria condizione. Soggetti con un elevato senso di autoefficacia tendono a utilizzare strategie di coping attivo orientato alla soluzione del problema; soggetti con un basso senso di autoefficacia abbandonano precocemente l'utilizzo di strategie di coping attivo perché anticipano il fallimento. L'adozione di questo stile disfunzionale nell'affrontare la propria situazione è definito comportamento anomalo di malattia, inteso come "una modalità di malapprendimento nel percepire, valutare e agire in rapporto al proprio stato di salute" (Conversano & Marchi, 2018).

I pazienti affetti da dolore cronico hanno la tendenza a mettere in atto strategie volte a controllare il dolore nel tentativo di ridurlo o eliminarlo. Spesso, oltre ad assumere farmaci nei momenti di acuzie, assumono antidolorifici prima che il dolore insorga, mostrando un'eccessiva e costante necessità di voler controllare la propria sintomatologia, nonché un'eccessiva attenzione al sintomo e un costante monitoraggio delle sensazioni fisiologiche corporee. Inoltre, ancora nel tentativo di controllarlo, alcuni pazienti tendono a evitare situazioni che potrebbero scatenare il dolore, mettendo quindi in atto strategie di evitamento: non solo abbandonano con più probabilità l'attività lavorativa e le varie attività domestiche, ma anche quelle ricreative, assumendo il ruolo di malato (Conversano & Marchi, 2018).

L'associazione tra FM e disturbi psichiatrici, soprattutto di natura depressiva e ansiosa, è nota già da tempo; la depressione maggiore è stata studiata con particolare attenzione sia per la sua frequenza nel corso della vita dei soggetti con FM, stimata attorno al 70%, sia per l'impatto negativo sulla tolleranza al dolore e sulla funzionalità socio-lavorativa del paziente. La diagnosi di depressione maggiore è particolarmente complessa nel soggetto fibromialgico, essendo molti dei sintomi caratteristici della FM comuni anche all'episodio depressivo; in particolare sintomi comuni sono il sonno disturbato e poco riposante, le difficoltà di concentrazione, la stanchezza persistente e i sentimenti di inadeguatezza e di colpa, è quindi necessario ricercare sintomi, quali la mancanza di interesse e piacere per attività precedentemente coltivate con soddisfazione, che siano elementi caratteristici della depressione e non della FM. Una così elevata presenza di depressione nei soggetti affetti da FM, secondo una prima ipotesi, si può spiegare col fatto che la depressione si configura come un disturbo secondario ai sintomi debilitanti e cronici prodotti dalla FM. Tuttavia, le evidenze riguardanti una frequenza della patologia depressiva nella FM più elevata di quella osservabile in malattie a prognosi severa ne mettono in dubbio la validità (Conversano & Marchi, 2018; Ressler & Nemeroff, 2000).

Bibliografia

Ablin, J. N., Shoenfeld, Y., & Buskila, D. (2006). Fibromyalgia, infection and vaccination: Two more parts in the etiological puzzle. *Journal of Autoimmunity*, *27*(3), 145–152.

Bair, M. J., & Krebs, E. E. (2020). Fibromyalgia. *Annals of Internal Medicine*, *172*(5), ITC33–ITC48.

Bell, I. R., Baldwin, C. M., & Schwartz, G. E. (1998). Illness from low levels of environmental chemicals: Relevance to chronic fatigue syndrome and fibromyalgia. *The American journal of medicine*, *105*(3), 74S-82S.

Bellato, E., Marini, E., Castoldi, F., Barbasetti, N., Mattei, L., Bonasia, D. E., & Blonna, D. (2012). Fibromyalgia syndrome: Etiology, pathogenesis, diagnosis, and treatment. *Pain research and treatment*, *2012*.

Bennett, R. M., Clark, S. R., Campbell, S. M., & Burckhardt, C. S. (1992). Low levels of somatomedin C in patients with the fibromyalgia syndrome. A possible link between sleep and muscle pain. *Arthritis & Rheumatism: Official Journal of the American College of Rheumatology*, *35*(10), 1113–1116.

Bennett, R. M., Friend, R., Marcus, D., Bernstein, C., Han, B. K., Yachoui, R., ... & Jones, K. D. (2014). Criteria for the diagnosis of fibromyalgia: validation of the modified 2010 preliminary American College of Rheumatology criteria and the development of alternative criteria. *Arthritis care & research*, *66*(9), 1364-1373.

Bennett, R. M., Russell, J., Cappelleri, J. C., Bushmakin, A. G., Zlateva, G., & Sadosky, A. (2010). Identification of symptom and functional domains that fibromyalgia patients would like to see improved: a cluster analysis. *BMC Musculoskeletal Disorders*, *11*, 1-10.

Bernardy, K., Klose, P., Busch, A. J., Choy, E. H., & Häuser, W. (2013). Cognitive behavioural therapies for fibromyalgia. *Cochrane Database of Systematic Reviews*, *9*.

Bigatti, S. M., Hernandez, A. M., Cronan, T. A., & Rand, K. L. (2008). Sleep disturbances in fibromyalgia syndrome: Relationship to pain and depression. *Arthritis Care & Research: Official Journal of the American College of Rheumatology*, *59*(7), 961–967.

Buskila, D., Press, J., Gedalia, A., Klein, M., Neumann, L., Boehm, R., & Sukenik, S. (1993). Assessment of nonarticular tenderness and prevalence of fibromyalgia in children. *The Journal of rheumatology, 20*(2), 368-370.

Casale, R., Rainoldi, A., Nilsson, J., & Bellotti, P. (2003). Can continuous physical training counteract aging effect on myoelectric fatigue? A surface electromyography study application. *Archives of physical medicine and rehabilitation, 84*(4), 513–517.

Casale, R., Sarzi-Puttini, P., Atzeni, F., Gazzoni, M., Buskila, D., & Rainoldi, A. (2009). Central motor control failure in fibromyalgia: A surface electromyography study. *BMC Musculoskeletal Disorders, 10*(1), 78. https://doi.org/10.1186/1471-2474-10-78

Cassisi, G., Sarzi-Puttini, P., Alciati, A., Casale, R., Bazzichi, L., Carignola, R., ... & Atzeni, F. (2008). Symptoms and signs in fibromyalgia syndrome. *Reumatismo, 60*(s1), 15-24.

Cauter, E. V., Plat, L., & Copinschi, G. (1998). Interrelations between sleep and the somatotropic axis. *Sleep, 21*(6), 553–566.

Cazzola, M., Atzeni, F., Boccassini, L., Cassisi, G., & Sarzi-Puttini, P. (2014). Physiopathology of pain in rheumatology. *Reumatismo, 66*(1), 4-13.

Cazzola, M., Sarzi-Puttini, P., Stisi, S., Di Franco, M., Bazzichi, L., Carignola, R., ... & Atzeni, F. (2008). Fibromyalgia syndrome: definition and diagnostic aspects. *Reumatismo, 60*(s1), 3-14.

Choy, E. H. (2015). The role of sleep in pain and fibromyalgia. *Nature Reviews Rheumatology, 11*(9), 513-520.

Clauw, D. J. (2001). Elusive syndromes: Treating the biologic basis of fibromyalgia and related syndromes. *Cleveland Clinic Journal of Medicine, 68*(10), 830, 832–834.

Conversano, C., & Marchi, L. (2018). *Vivere con la fibromialgia: strategie psicologiche per affrontare il dolore cronico*. Edizioni Centro Studi Erickson.

Cooper, T. E., Derry, S., Wiffen, P. J., & Moore, R. A. (2017). Gabapentin for fibromyalgia pain in adults. *Cochrane Database of Systematic Reviews, 1*.

Crofford, L. J. (2002). The hypothalamic–pituitary–adrenal axis in the pathogenesis of rheumatic diseases. *Endocrinology and Metabolism Clinics, 31*(1), 1–13.

Crombez, G., Vlaeyen, J. W., Heuts, P. H., & Lysens, R. (1999). Pain-related fear is more disabling than pain itself: Evidence on the role of pain-related fear in chronic back pain disability. *Pain, 80*(1–2), 329–339.

Del Rosso, A., & MADDALI BONGI, S. (2015). La fibromialgia. La malattia. In *La riabilitazione multidisciplinare del malato reumatico* (pp. 320–330). Maddali e Bruni.

Derry, S., Wiffen, P. J., Haeuser, W., Mücke, M., Tölle, T. R., Bell, R. F., & Moore, R. A. (2017). Oral nonsteroidal anti-inflammatory drugs for fibromyalgia in adults. *Cochrane Database of Systematic Reviews, 3*.

Di Carlo, M., Cesaroni, P., & Salaffi, F. (2021). Neuropathic pain features suggestive of small fibre neuropathy in fibromyalgia syndrome: A clinical and ultrasonographic study on female patients. *Clin Exp Rheumatol, 39*(Suppl 130), 102–107.

Dickenson, A. H. (1990). A cure for wind up: NMDA receptor antagonists as potential analgesics. *Trends in Pharmacological Sciences, 11*(8), 307–309.

Dreyer, L., Kendall, S., Danneskiold-Samsøe, B., Bartels, E. M., & Bliddal, H. (2010). Mortality in a cohort of Danish patients with fibromyalgia: Increased frequency of suicide. *Arthritis & Rheumatism, 62*(10), 3101–3108.

Dubner, R., & Hargreaves, K. M. (1989). The neurobiology of pain and its modulation. *The Clinical journal of pain, 5*(2), S1-6.

Ferraccioli, G., Cavalieri, F., Salaffi, F., Fontana, S., Scita, F., Nolli, M., & Maestri, D. (1990). Neuroendocrinologic findings in primary fibromyalgia (soft tissue chronic pain syndrome) and in other chronic rheumatic conditions (rheumatoid arthritis, low back pain). *The Journal of rheumatology, 17*(7), 869–873.

Fitzcharles, M.-A., Da Costa, D., & Pöyhiä, R. (2003). A study of standard care in fibromyalgia syndrome: A favorable outcome. *The Journal of rheumatology, 30*(1), 154–159.

Fitzcharles, M.-A., Ste-Marie, P. A., Goldenberg, D. L., Pereira, J. X., Abbey, S., Choinière, M., Ko, G., Moulin, D. E., Panopalis, P., & Proulx, J. (2013). Canadian Pain Society and Canadian Rheumatology Association recommendations for rational care of persons with fibromyalgia. A summary report. *The Journal of rheumatology*, *40*(8), 1388–1393.

Friesen, L. N., Hadjistavropoulos, H. D., Schneider, L. H., Alberts, N. M., Titov, N., & Dear, B. F. (2017). Examination of an internet-delivered cognitive behavioural pain management course for adults with fibromyalgia: A randomized controlled trial. *Pain*, *158*(4), 593–604.

Gabuzda, D., & Wang, J. (1999). Chemokine receptors and virus entry in the central nervous system. *Journal of neurovirology*, *5*(6), 643–658.

Garrison, R. L., & Breeding, P. C. (2003). A metabolic basis for fibromyalgia and its related disorders: The possible role of resistance to thyroid hormone. *Medical hypotheses*, *61*(2), 182–189.

Garritano, F. (2023). *La fibromialgia è una sfida: tu puoi vincerla: Spiegazioni utili e consigli pratici per affrontare una sindrome reale e invalidante*. Edizioni LSWR.

Goldenberg, D. L., Clauw, D. J., Palmer, R. E., & Clair, A. G. (2016). Opioid use in fibromyalgia: A cautionary tale. *Mayo Clinic Proceedings*, *91*(5), 640–648.

Gowers, W. R. (1904). A lecture on lumbago: Its lessons and analogues: Delivered at the national hospital for the paralysed and epileptic. *British medical journal*, *1*(2246), 117.

Gracely, R. H., Petzke, F., Wolf, J. M., & Clauw, D. J. (2002). Functional magnetic resonance imaging evidence of augmented pain processing in fibromyalgia. *Arthritis & Rheumatism*, *46*(5), 1333–1343.

Greenfield, S., Fitzcharles, M.-A., & Esdaile, J. M. (1992). Reactive fibromyalgia syndrome. *Arthritis & Rheumatism: Official Journal of the American College of Rheumatology*, *35*(6), 678–681.

Griep, E. N., Boersma, J. W., & De Kloet, E. R. (1993). Altered reactivity of the hypothalamic-pituitary-adrenal axis in the primary fibromyalgia syndrome. *The Journal of rheumatology*, *20*(3), 469–474.

Hassett, A. L., Cone, J. D., Patella, S. J., & Sigal, L. H. (2000). The role of catastrophizing in the pain and depression of women with fibromyalgia syndrome. *Arthritis & Rheumatism: Official Journal of the American College of Rheumatology*, *43*(11), 2493–2500.

Kosek, E., & Hansson, P. (1997). Modulatory influence on somatosensory perception from vibration and heterotopic noxious conditioning stimulation (HNCS) in fibromyalgia patients and healthy subjects. *Pain*, *70*(1), 41–51.

Lauche, R., Cramer, H., Häuser, W., Dobos, G., & Langhorst, J. (2015). A systematic overview of reviews for complementary and alternative therapies in the treatment of the fibromyalgia syndrome. *Evidence-Based Complementary and Alternative Medicine*, *2015*.

Lee, J., Protsenko, E., Lazaridou, A., Franceschelli, O., Ellingsen, D. M., Mawla, I., ... & Napadow, V. (2018). Encoding of self-referential pain catastrophizing in the posterior cingulate cortex in fibromyalgia. *Arthritis & rheumatology*, *70*(8), 1308-1318.

Li, J., Simone, D. A., & Larson, A. A. (1999). Windup leads to characteristics of central sensitization. *Pain*, *79*(1), 75–82.

Macfarlane, G. J., Kronisch, C., Dean, L. E., Atzeni, F., Häuser, W., Fluß, E., Choy, E., Kosek, E., Amris, K., & Branco, J. (2017). EULAR revised recommendations for the management of fibromyalgia. *Annals of the rheumatic diseases*, *76*(2), 318–328.

McKernan, L. C., Lenert, M. C., Crofford, L. J., & Walsh, C. G. (2019). Outpatient engagement and predicted risk of suicide attempts in fibromyalgia. *Arthritis care & research*, *71*(9), 1255–1263.

Mease, P. (2005). Fibromyalgia syndrome: Review of clinical presentation, pathogenesis, outcome measures, and treatment. *The Journal of Rheumatology Supplement*, *75*, 6–21.

Mendell, L. M., & Wall, P. D. (1965). Responses of single dorsal cord cells to peripheral cutaneous unmyelinated fibres. *Nature*, *206*(4979), 97–99.

Moore, A., Wiffen, P., & Kalso, E. (2014). Antiepileptic drugs for neuropathic pain and fibromyalgia. *Jama*, *312*(2), 182–183.

Mundal, I., Gråwe, R. W., Bjørngaard, J. H., Linaker, O. M., & Fors, E. A. (2014). Psychosocial factors and risk of chronic widespread pain:

An 11-year follow-up study—The HUNT study. *PAIN®*, *155*(8), 1555–1561.

Murakami, M., Osada, K., Ichibayashi, H., Mizuno, H., Ochiai, T., Ishida, M., Alev, L., & Nishioka, K. (2017). An open-label, long-term, phase III extension trial of duloxetine in Japanese patients with fibromyalgia. *Modern rheumatology*, *27*(4), 688–695.

O'Malley, P. G., Balden, E., Tomkins, G., Santoro, J., Kroenke, K., & Jackson, J. L. (2000). Treatment of fibromyalgia with antidepressants: A meta-analysis. *Journal of general internal medicine*, *15*, 659–666.

Perrot, S. (2019). Fibromyalgia: A misconnection in a multiconnected world? *European Journal of Pain*, *23*(5), 866–873.

Qaseem, A., Kansagara, D., Forciea, M. A., Cooke, M., Denberg, T. D., & Physicians*, C. G. C. of the A. C. of. (2016). Management of chronic insomnia disorder in adults: A clinical practice guideline from the American College of Physicians. *Annals of internal medicine*, *165*(2), 125–133.

Rahman, A., Underwood, M., & Carnes, D. (2014). Fibromyalgia. *Bmj*, 348.

Reisine, S., Fifield, J., Walsh, S., & Forrest, D. D. (2008). Employment and health status changes among women with fibromyalgia: A five-year study. *Arthritis Care & Research*, *59*(12), 1735–1741.

Ressler, K. J., & Nemeroff, C. B. (2000). Role of serotonergic and noradrenergic systems in the pathophysiology of depression and anxiety disorders. *Depression and anxiety*, *12*(S1), 2–19.

Rivera, J., De Diego, A., Trinchet, M., & Garcia Monforte, A. (1997). Fibromyalgia-associated hepatitis C virus infection. *British journal of rheumatology*, *36*(9), 981–985.

Roizenblatt, S., Moldofsky, H., Benedito-Silva, A. A., & Tufik, S. (2001). Alpha Sleep Characteristics in Fibromyalgia. *ARTHRITIS & RHEUMATISM*, *44*(1), 222–230.

Rosenbaum, S., Vancampfort, D., Steel, Z., Newby, J., Ward, P. B., & Stubbs, B. (2015). Physical activity in the treatment of post-traumatic stress disorder: A systematic review and meta-analysis. *Psychiatry research*, *230*(2), 130–136.

Russell, I. J., & Raphael, K. G. (2008). Fibromyalgia syndrome: presentation, diagnosis, differential diagnosis, and vulnerability. *CNS spectrums*, *13*(S5), 6-11.

Salaffi, F., & Sarzi-Puttini, P. (2012). Old and new criteria for the classification and diagnosis of fibromyalgia: comparison and evaluation. *Clin Exp Rheumatol*, *30*(6 Suppl 74), 3-9.

Salaffi, F., Ciapetti, A., Puttini, P. S., Atzeni, F., Iannuccelli, C., Di Franco, M., ... & Bazzichi, L. (2012). Preliminary identification of key clinical domains for outcome evaluation in fibromyalgia using the Delphi method: the Italian experience. *Reumatismo*, *64*(1), 27-34.

Salaffi, F., De Angelis, R., & Grassi, W. (2005). Prevalence of musculoskeletal conditions in an Italian population sample: results of a regional community-based study. I. The MAPPING study. *Clinical and experimental rheumatology*, *23*(6), 819-828.

Salaffi, F., Giacobazzi, G., & Di Carlo, M. (2018). Chronic pain in inflammatory arthritis: mechanisms, metrology, and emerging targets—a focus on the JAK-STAT pathway. *Pain Research and Management*, *2018*.

Salaffi, F., Mozzani, F., Draghessi, A., Atzeni, F., Catellani, R., Ciapetti, A., ... & Sarzi-Puttini, P. (2016). Identifying the symptom and functional domains in patients with fibromyalgia: results of a cross-sectional Internet-based survey in Italy. *Journal of Pain Research*, 279-286.

Salaffi, F., & Farah, S. (2019). *FIBROMIALGIA: EPIDEMIOLOGIA, INQUADRAMENTO CLINICO E CRITERI DIAGNOSTICI*. Rheumalab.

Sarzi-Puttini, P., Atzeni, F., Masala, I. F., Salaffi, F., Chapman, J., & Choy, E. (2018). Are the ACR 2010 diagnostic criteria for fibromyalgia better than the 1990 criteria?. *Autoimmunity reviews*, *17*(1), 33-35.

Silva, A. R., Bernardo, A., Costa, J., Cardoso, A., Santos, P., de Mesquita, M. F., Vaz Patto, J., Moreira, P., Silva, M. L., & Padrão, P. (2019). Dietary interventions in fibromyalgia: A systematic review. *Annals of medicine*, *51*(sup1), 2–14.

Staud, R., & Domingo, M. (2001). Evidence for abnormal pain processing in fibromyalgia syndrome. *Pain Medicine*, *2*(3), 208–215.

Staud, R., & Smitherman, M. L. (2002). Peripheral and central sensitization in fibromyalgia: Pathogenetic role. *Current pain and headache reports*, *6*, 259–266.

Staud, R., Cannon, R. C., Mauderli, A. P., Robinson, M. E., Price, D. D., & Vierck Jr, C. J. (2003). Temporal summation of pain from mechanical stimulation of muscle tissue in normal controls and subjects with fibromyalgia syndrome. *Pain*, *102*(1–2), 87–95.

Staud, R., Vierck, C. J., Cannon, R. L., Mauderli, A. P., & Price, D. D. (2001). Abnormal sensitization and temporal summation of second pain (wind-up) in patients with fibromyalgia syndrome. *Pain*, *91*(1–2), 165–175.

Stisi, S., Cazzola, M., Buskila, D., Spath, M., Giamberardino, M. A., Sarzi-Puttini, P., Arioli, G., Alciati, A., Leardini, G., & Gorla, R. (2008). Etiopathogenetic mechanisms of fibromyalgia syndrome. *Reumatismo-The Italian Journal of Rheumatology*, *60*(s1), 25–35.

Stubbs, B., Vancampfort, D., Rosenbaum, S., Firth, J., Cosco, T., Veronese, N., Salum, G. A., & Schuch, F. B. (2017). An examination of the anxiolytic effects of exercise for people with anxiety and stress-related disorders: A meta-analysis. *Psychiatry research*, *249*, 102–108.

Theadom, A., Cropley, M., Smith, H. E., Feigin, V. L., & McPherson, K. (2015). Mind and body therapy for fibromyalgia. *Cochrane Database of Systematic Reviews*, *4*.

Turk, D. C., & Okifuji, A. (2002). Psychological factors in chronic pain: Evolution and revolution. *Journal of consulting and clinical psychology*, *70*(3), 678.

Turk, D. C., Robinson, J. P., & Burwinkle, T. (2004). Prevalence of fear of pain and activity in patients with fibromyalgia syndrome. *The Journal of Pain*, *5*(9), 483–490.

Vlaeyen, J. W., de Jong, J., Geilen, M., Heuts, P. H., & van Breukelen, G. (2001). Graded exposure in vivo in the treatment of pain-related fear: A replicated single-case experimental design in four patients with chronic low back pain. *Behaviour research and therapy*, *39*(2), 151–166.

Vlaeyen, J. W., Kole-Snijders, A. M., Rotteveel, A. M., Ruesink, R., & Heuts, P. H. (1995). The role of fear of movement/(re) injury in pain disability. *Journal of occupational rehabilitation*, *5*, 235–252.

Waddell, G., Newton, M., Henderson, I., Somerville, D., & Main, C. J. (1993). A Fear-Avoidance Beliefs Questionnaire (FABQ) and the role of fear-avoidance beliefs in chronic low back pain and disability. *Pain*, *52*(2), 157–168.

Walitt, B., Fitzcharles, M.-A., Hassett, A. L., Katz, R. S., Häuser, W., & Wolfe, F. (2011). The longitudinal outcome of fibromyalgia: A study of 1555 patients. *The Journal of rheumatology*, *38*(10), 2238–2246.

Watkins, L. R., & Maier, S. F. (2005). Immune regulation of central nervous system functions: From sickness responses to pathological pain. *Journal of internal medicine*, *257*(2), 139–155.

Watkins, L. R., Milligan, E. D., & Maier, S. F. (2001). Spinal cord glia: New players in pain. *Pain*, *93*(3), 201–205.

Wolfe, F. (2019). Letter to the editor,"Fibromyalgia Criteria". *The Journal of Pain*, *20*(6), 739-740.

Wolfe, F., Anderson, J., Harkness, D., Bennett, R. M., Caro, X. J., Goldenberg, D. L., Russell, I. J., & Yunus, M. B. (1997). Health status and disease severity in fibromyalgia. Results of a six-center longitudinal study. *Arthritis & Rheumatism: Official Journal of the American College of Rheumatology*, *40*(9), 1571–1579.

Wolfe, F., Clauw, D. J., Fitzcharles, M. A., Goldenberg, D. L., Häuser, W., Katz, R. S., ... & Winfield, J. B. (2011). Fibromyalgia criteria and severity scales for clinical and epidemiological studies: a modification of the ACR Preliminary Diagnostic Criteria for Fibromyalgia. *The Journal of rheumatology*, *38*(6), 1113-1122.

Wolfe, F., Clauw, D. J., Fitzcharles, M. A., Goldenberg, D. L., Katz, R. S., Mease, P., ... & Yunus, M. B. (2010). The American College of Rheumatology preliminary diagnostic criteria for fibromyalgia and measurement of symptom severity. *Arthritis care & research*, *62*(5), 600-610.

Wolfe, F., Smythe, H. A., Yunus, M. B., Bennett, R. M., Bombardier, C., Goldenberg, D. L., Tugwell, P., Campbell, S. M., Abeles, M., & Clark, P. (1990). The American College of Rheumatology 1990 criteria for the classification of fibromyalgia. *Arthritis & Rheumatism: Official Journal of the American College of Rheumatology, 33*(2), 160–172.

Wolfe, F., Walitt, B. T., Katz, R. S., & Häuser, W. (2014). Social security work disability and its predictors in patients with fibromyalgia. *Arthritis care & research, 66*(9), 1354–1363.

Younger, J., Noor, N., McCue, R., & Mackey, S. (2013). Low-dose naltrexone for the treatment of fibromyalgia: Findings of a small, randomized, double-blind, placebo-controlled, counterbalanced, crossover trial assessing daily pain levels. *Arthritis & Rheumatism, 65*(2), 529–538.

Yunus, M. B. (1992). Towards a model of pathophysiology of fibromyalgia: Aberrant central pain mechanisms with peripheral modulation. *Journal of Rheumatology, 19*(6), 846–850.

Capitolo II
I BENEFICI DELL'ATTIVITÁ FISICA ADATTATA AI SOGGETTI AFFETTI DA FIBROMIALGIA

di G. Greco, V. Pugliese, F. Festa, F. Fischetti

2.1 La prescrizione dell'esercizio fisico come trattamento non farmacologico

L'esercizio fisico viene definito come "un'attività fisica programmata, strutturata e ripetuta, atta a migliorare e mantenere l'efficienza fisica" (Caspersen et al., 1985). Gli obiettivi dell'esercizio fisico nelle malattie reumatiche sono il miglioramento della motilità articolare, della forza muscolare e della forma fisica. Nella gestione delle malattie reumatiche, sia flogistiche che degenerative, l'esercizio, negli ultimi anni, ha sostituito l'immobilizzazione e il riposo che venivano prescritti in passato, sia a letto, sia mediante l'utilizzo di busti e ingessature, che comportavano riduzione della motilità articolare, fino a indurre sviluppo dell'anchilosi e diminuzione della forza muscolare, della densità minerale ossea e della funzione cardiorespiratoria (Partridge & Duthie, 1963).

La sindrome fibromialgica è una delle malattie reumatiche più diffuse, a netta prevalenza nel sesso femminile. Il dolore muscolo-scheletrico cronico diffuso e l'astenia ne sono i sintomi fondamentali, che, insieme a molti altri (disturbi del sonno, rigidità, depressione, ecc.), riducono notevolmente la qualità della vita dei pazienti. La terapia è difficoltosa e nessun farmaco si è rilevato realmente efficace, pertanto, è necessario che il trattamento sia multidisciplinare. L'esercizio fisico personalizzato è tra i trattamenti più importanti, in grado di interrompere il circolo vizioso dolore-inattività-dolore, di ridurre l'affaticabilità, di migliorare la forma fisica e il tono dell'umore, spesso notevolmente compromesso nei pazienti fibromialgici (Bongi & Del Rosso, 2010).

L'American Pain Society (2005) e l'Association of the Scientific Medical Societies in Germany (2008) assegnano un alto livello di raccomandazione all'esercizio fisico aerobico in corso di sindrome fibromialgica, nell'ambito di un trattamento multidisciplinare (Häuser et al., 2008). La Cochrane Review del 2007, paragonando gli esercizi aerobici (quali lo "step" e il cammino), gli esercizi di rafforzamento muscolare (sollevamento pesi o utilizzo di attrezzature con resistenza) e gli esercizi di allungamento muscolare, conclude che esistono forti evidenze che l'allenamento controllato aerobico abbia effetti benefici sulla capacità fisica e sui sintomi della fibromialgia (FM). Non è, al contrario, possibile nessuna conclusione sulla prescrivibilità degli altri tipi di esercizio in pazienti fibromialgici (Busch et al., 2007). Gli Autori, inoltre, al fine di evitare che l'attività fisica procuri aggravamenti dei sintomi, in particolare del dolore, riportati in diversi studi, consigliano di aumentare l'intensità dell'allenamento molto lentamente, di controllare frequentemente il paziente e, in caso di evento avverso, di ridurre l'intensità degli esercizi fino alla sua scomparsa.

Nel 2008 l'Ottawa Panel, sulla base delle evidenze scientifiche, ha pubblicato le raccomandazioni riguardanti l'effettuazione degli esercizi aerobici e anche di quelli di rinforzo muscolare per il paziente fibromialgico (Brosseau, 2008). Sicuramente, nella valutazione dei diversi studi di riabilitazione reumatologica, un limite è rappresentato dall'individualizzazione degli esercizi, che non permette di conoscere esattamente il tipo di movimenti effettuati e, quindi, rende difficoltoso il paragone dei risultati tra le varie metodiche usate. Gli esercizi in acqua hanno dimostrato una notevole efficacia, per quanto di breve durata, sulla riduzione del dolore e del numero dei tender points e sul miglioramento dello stato di salute in una recente revisione condotta su 10 articoli selezionati tra i 1900 pubblicati dal 1990 al 2006 (McVeigh, 2008).

Tuttavia, l'esperienza clinica ci suggerisce che l'approccio riabilitativo ottimale per la FM possa essere rappresentato dalle ginnastiche dolci, che comportano un coinvolgimento globale corpo-mente, particolarmente adatto alle complesse alterazioni psicologico-funzionali del paziente fibromialgico. Al momento, ci sono solo alcune evidenze scientifiche, che mostrano, comunque, risultati promettenti di alcune metodiche, come il Qi Gong (Haak & Scott, 2008) e il Tai Chi (Taggart et al., 2003).

Approcci al movimento come la danzaterapia, la biodanza o la biodanza acquatica si sono dimostrati efficaci nei programmi riabilitativi per la FM (Carbonell-Baeza et al., 2010).

I risultati relativi ai sintomi fisici delle persone che soffrono di FM differiscono a secondo della terapia; una terapia base, fondata sulla consapevolezza corporea, che può essere definita come una terapia che si concentra sull'esperienza soggettiva interna del corpo

(Mehling et al., 2011), una terapia olistica diretta alla consapevolezza di come funziona il corpo, di come viene utilizzato, di come interagisce con se stesso e gli altri (Gard, 2005), promuove il benessere fisico, mentale ed emotivo, mostrando un miglioramento significativo dei livelli di dolore.

Inoltre, Liu et al. (2012) hanno studiato come il Qi Gong migliora il dolore generale e le limitazioni funzionali, confrontando due modalità di Qi Gong che hanno portato entrambe a miglioramenti sul dolore generale.

Per quanto riguarda l'effetto sugli aspetti psicologici, le terapie per la consapevolezza del corpo che dimostrano i migliori effetti sono il Qi Gong, il Tai Chi, programmi di rafforzamento e lo yoga (Bravo et al., 2019).

La recente letteratura scientifica indica diversi meccanismi biologici che possono spiegare gli effetti terapeutici dell'esercizio nei pazienti con FM. Gli effetti dell'esercizio non si limitano ad un singolo sistema fisiologico e possono influenzare l'intero individuo. L'esercizio fisico regolare può avere la capacità di influenzare il sistema nocicettivo, neuroendocrino e autonomo, insieme alle capacità cognitive e ai disturbi dell'umore nei soggetti con FM. Per quanto riguarda il sistema nocicettivo, l'ipotesi di un effetto dell'esercizio sulla modulazione discendente del dolore ha tutto un suo significato; l'allenamento di fitness cardiovascolare tre volte alla settimana per 20 settimane aumenta il livello di serotonina e del suo metabolita acido 5-idrossiindolacetico (5-

HIAA), suggerendo la stimolazione della modulazione discendente del dolore (Valim et al., 2013).Inoltre, gli autori hanno osservato che i soggetti con FM fisicamente più attivi erano maggiormente in grado di modulare ripetuti stimoli termici dolorosi rispetto ai soggetti con FM minimamente attivi (McLoughlin et al., 2015).

L'ipotesi di un effetto dell'esercizio fisico sull'asse ipotalamo-ipofisi-surrene è stata formulata sulla base dello studio di Genc et al. (2015) che hanno proposto 6 settimane di esercizi aerobici in 50 soggetti fibromialgici. Ciò ha portato alla riduzione del dolore, della rigidità mattutina e ad un aumento significativo dell'ormone della crescita insieme ad una significativa riduzione dei livelli sierici di cortisolo (Genc et al., 2015).

Una revisione sistematica ha dimostrato che l'esercizio aerobico da moderato a intenso svolto due volte a settimana era efficace nel ridurre la disfunzione del sistema nervoso autonomo e nell'aumentare la variabilità della frequenza cardiaca. Inoltre, l'allenamento della forza ha ridotto i sintomi di ansia e depressione migliorando al tempo stesso la forza muscolare in pazienti affetti da FM (Andrade et al., 2019).

2.2 Gli effetti dell'attività fisica adattata sul processo di neuromodulazione del dolore

Come già evidenziato più volte, il sintomo principale della FM è il dolore diffuso prevalentemente muscolare e articolare, che compromette le capacità funzionali dei soggetti. I sintomi più frequentemente associati al dolore e descritti dai pazienti con FM sono: stanchezza cronica, disturbi del sonno, disturbi cognitivi e disturbi emotivi (Cánovas et al., 2009). Questa sintomatologia quindi porta a un grave deterioramento della qualità della vita, a volte con disabilità fisiche che portano all'isolamento sociale e alla difficoltà di mantenere il lavoro (assenze per malattia ricorrenti). Attualmente non esiste un trattamento eziologico per la FM, tuttavia, tutte le associazioni sul dolore e le linee guida per la miglior pratica, sostengono fortemente la pratica dell'attività fisica per migliorare i sintomi dei soggetti con FM (Le Fur Bonnabesse et al., 2019).

Sono stati spesso descritti malfunzionamenti dell'asse corticotropico nella FM, che segnalano anche la disfunzione dell'asse dello stress; infatti, i meccanismi che determinano il dolore disfunzionale, nella FM e non solo, sono per lo più centrali e legati proprio alla disfunzione di questo asse (sistema nervoso autonomo e asse adeno-corticotropo) (Woda et al., 2013). Il principale indicatore di disfunzione dell'asse dello stress è spesso determinato da uno scompenso tra la risposta simpatica e quella parasimpatica. A riposo, i pazienti con FM mostrano un aumento della risposta associata alla componente simpatica del sistema nervoso e contemporaneamente si determina una diminuzione del tono parasimpatico (da Cunha Ribeiro et al., 2011), questa situazione viene definita come distonia neurovegetativa (Martinez-Lavin, 2004). Tuttavia, la forma assunta da questa disfunzione differisce (Tak et al., 2011), ma, qualunque sia la loro forma, tutte queste disfunzioni compromettono l'adattamento del corpo agli stimoli stressanti quotidiani.

Gli studi hanno quindi dimostrato che questo deficit dell'asse dello stress (distonia neurovegetativa e asse corticotropico disfunzionale) è concomitante con FM (Clauw & Ablin, 2009) ed è associato ad un controllo alterato del dolore (Woda et al., 2009).

Il sistema di controllo del dolore e l'asse dello stress hanno stretti legami anatomici e funzionali. I sistemi nocicettivi, neurovegetativi e corticotropi interagiscono tutti con il sistema nervoso centrale ed i neuromediatori centrali coinvolti nella regolazione dell'asse dello stress sono per lo più comuni a quelli della neuromodulazione del dolore (oppioidi endogeni, norepinefrina, serotonina, ecc.) (Le Fur Bonnabesse et al., 2019).

Per comprendere meglio come questa disfunzione agisca e quindi identificare il processo di neuromodulazione del dolore alla base della FM, possiamo prendere in considerazione un esempio, facendo quindi riferimento ad un atleta d'élite in sovrallenamento. È noto che lo sforzo fisico e psicologico dell'allenamento induca stress e gli atleti di alto livello possono presentare una sindrome da sovrallenamento quando vengono raggiunti i limiti di adattamento dell'asse dello stress. Questo fenomeno indotto dallo stress corrisponde ad uno squilibrio tra quantità di allenamento e recupero. Gli atleti sovrallenati presentano una sindrome da decondizionamento vicina ai sintomi della FM (dolore cronico, disturbi del sonno, distonia neurovegetativa, stanchezza intensa, ecc.) (Kajaia et al., 2017).

La maggior parte degli studi ha però dimostrato che un'attività fisica adeguata e adattata è più efficace sui sintomi della FM rispetto ai trattamenti farmacologici (Fontenele & Felix, 2012). Le revisioni della letteratura e le meta-analisi supportano fortemente i benefici dell'allenamento fisico nei pazienti con FM (diminuzione del dolore e della depressione e miglioramento della salute generale e fisica) (Busch et al., 2011). La pratica dell'esercizio aerobico nei pazienti con FM è fortemente raccomandata dall'American Pain Society (American Pain Society, 2005) dall'Associazione delle società medico-scientifiche in Germania (Häuser et al., 2008), dalla Canadian Rheumatology Association (Fitzcharles et al., 2013) e dall' European League Against Rheumatism (Macfarlane et al., 2017). Queste raccomandazioni avvengono soprattutto perché un'attività fisica costante è associata a benefici cardiovascolari, ma non solo, essa agisce soprattutto a livello del sistema nervoso autonomo e quindi sul processo di neuromodulazione del dolore. Uno dei benefici associati all'attività fisica si verifica nell' aumento del tono parasimpatico associato ad una diminuzione della risposta simpatica (Martins-Pinge, 2011), elementi che abbiamo visto essere alterati nel processo di neuromodulazione del dolore nella FM e che con l'attività fisica possono essere riequilibrati. I meccanismi e le strutture coinvolte nell'attivazione e nella regolazione del sistema neurovegetativo interagiscono con il sistema nervoso centrale e le relazioni centrali tra il sistema neurovegetativo e la corteccia motoria, il sistema limbico, l'ipotalamo, l'ipofisi e i gangli della base determinano il rilascio di neurotrasmettitori analgesici come noradrenalina, serotonina e oppioidi endogeni (Santos & Galdino, 2018). Questo rilascio di neurotrasmettitori dovuto all'esercizio porta ad un aumento dell'inibizione endogena e quindi a una diminuzione del dolore diffuso nella FM (Brito et al., 2017). Per cui la plasticità del sistema nervoso centrale, indotta dall'allenamento fisico, andrà sicuramente a regolare gli adattamenti cardiovascolari, concetto che risulta essere più noto, ma allo stesso tempo regolerà anche i meccanismi endogeni di controllo del dolore (Naugle et al., 2014). Pertanto, le strategie per riequilibrare il sistema autonomo, tra le quali l'attività fisica può essere ritenuta la più importante, sono le terapie più promettenti per la FM (de Abreu et al., 2009).

2.3 Gli effetti di diversi tipi di attività sulle capacità fisiche e sul functional status

Il principio di base, su cui si fonda il rapporto tra attività fisica e FM, è sicuramente determinato da quella che è stata la dimostrazione del miglioramento significativo rispetto al dolore e all'attività funzionale negli individui con FM, che l'esercizio fisico determina (Macfarlane et al., 2017). I soggetti affetti da FM possono eseguire diversi tipi di esercizio (Häuser et al., 2010). L'esercizio fisico regolare è un fattore importante nel contrastare la perdita di massa muscolare, ossea e di indipendenza funzionale legata all'età per la popolazione generale; pertanto, gli individui affetti da FM possono migliorare la loro salute generale e moderare i rischi associati ad altre condizioni croniche seguendo un programma di esercizi. La maggior parte degli studi di ricerca prevedono l'utilizzo di protocolli di allenamento differenti, che possono principalmente essere identificati come attività che facciano riferimento singolarmente ad alcuni parametri specifici, tra cui resistenza aerobica, flessibilità e forza su tutti (Busch et al., 2009). Gli individui affetti da FM sono spesso caratterizzati da una scarsa forma fisica cardiovascolare (Turk, 2020), forza muscolare e resistenza muscolare (Bennett & Walczyk, 1998).

In merito alla resistenza aerobica, secondo le linee guida dell'American College of Sports Medicine (ACSM) per i test e le prescrizioni dell'esercizio fisico, l'esercizio aerobico (chiamato anche esercizio cardiorespiratorio o di resistenza) rappresenta un'ampia gamma di attività fisiche come camminare, fare jogging, andare in bicicletta e ballare eseguite a intensità sub-massimali che può essere sostenuto da minuti ad ore, a seconda del livello di forma fisica dell'individuo e dell'intensità dell'esercizio. L'allenamento aerobico rappresenta regimi organizzati di attività fisica che si ripetono nel tempo (ACSM, 2013). L'esercizio aerobico è la forma di esercizio più facilmente accessibile e più comunemente riconosciuta, il che lo rende una ragionevole raccomandazione e strategia di trattamento (Eyler et al., 2003). È stato dimostrato che programmi moderati e vigorosi di allenamento aerobico e di attività fisica nel tempo libero migliorano la forma fisica, riducono il rischio di mortalità e morbilità per tutte le cause e per malattie cardiovascolari (Garber et al., 2011). Nel suo documento di sintesi, l'ACSM raccomanda che per l'esercizio aerobico, la maggior parte degli adulti dovrebbe impegnarsi in esercizi cardiorespiratori di intensità moderata utilizzando grandi gruppi muscolari e attività ritmiche per 30 minuti o più al giorno per cinque o più giorni alla settimana per un totale di 150 minuti o più; o allenamento con esercizio cardiorespiratorio ad intensità vigorosa per 20 minuti o più al giorno per tre o più giorni alla settimana per un totale di 75 minuti o più alla settimana; o una combinazione di esercizi di intensità moderata e vigorosa eseguiti per ottenere un dispendio energetico totale compreso tra 500 e 1000 equivalenti metabolici (MET) a settimana. L'esercizio aerobico altera i neurotrasmettitori, i neuromodulatori, la chimica del cervello e la funzione ipotalamo-ipofisaria (Klaperski et al., 2014). Questi elementi sono coinvolti nella funzione cerebrale e il loro miglioramento attraverso l'esercizio può portare a un miglioramento della sensazione di energia, a un miglioramento dell'umore e a una riduzione dello stress, dell'ansia e della depressione (Moylan et al., 2013). Con l'esercizio aerobico, l'ipotalamo rilascia maggiori livelli di neurotrasmettitori tra cui le endorfine (Lopresti et al., 2013).

Questo aumento del rilascio di endorfine si traduce in una diminuzione della sensazione di dolore e in un miglioramento degli stati dell'umore e della qualità del sonno (Scheef et al., 2012).

L'esercizio fisico può contribuire alla riduzione del dolore migliorando la risposta fisiologica ai microtraumi muscolari attraverso una maggiore resilienza, riparazione e conseguente adattamento (McLoughlin et al., 2011). L'esercizio aerobico porta anche a una riduzione dell'infiammazione e dello stress ossidativo nel corpo, che si traduce in una riduzione delle risposte all'ansia e allo stress (Moylan et al., 2013). È stato scoperto che l'esercizio fisico aerobico migliora la sensazione di energia e affaticamento in varie condizioni mediche, compresa la FM (Puetz et al., 2006). Poiché alti livelli di affaticamento sono stati associati a bassi livelli di attività fisica e compromissione della capacità fisica nella FM (Ericsson et al., 2013), il miglioramento della capacità fisica, ottenuto attraverso l'attività aerobica, nei pazienti con FM può comportare una riduzione dell'affaticamento e di conseguenza migliorare le capacità funzionali del soggetto. Nel complesso, l'esercizio aerobico può contribuire a migliorare la fisiologia, che può attenuare le alterazioni associate alla FM (Ericsson et al., 2016).

In relazioni all'allenamento con esercizi di flessibilità, si tratta di protocolli che si concentrano sul miglioramento o sul mantenimento dell'ampiezza di movimento dei muscoli e delle strutture articolari mantenendo o allungando il corpo in posizioni specifiche (ACSM, 2013). L'ampiezza del movimento articolare è un'importante caratteristica fisica che influenza la capacità di svolgere le attività della vita quotidiana (Mulholland & Wyss, 2001). Gli esercizi di allungamento muscolare aumentano la lunghezza del muscolo (o del gruppo muscolare) oltre quanto verrebbe normalmente utilizzato nella normale attività. Bassi livelli di flessibilità sono stati associati a problemi posturali, dolore, lesioni, diminuzione della vascolarizzazione locale e aumento delle tensioni neuromuscolari (dos Santos Coelho, 2008). Infatti, i programmi di allenamento alla flessibilità sono stati utilizzati per migliorare il benessere di una persona e come strumento per la gestione dei sintomi in diverse popolazioni cliniche come quelle con disturbi depressivi maggiori (Ambrose & Golightly, 2015).

L'obiettivo principale dell'allenamento per la flessibilità è solitamente quello di migliorare o mantenere l'ampiezza di movimento nei principali gruppi muscolo-tendinei in conformità con obiettivi individualizzati (Garber et al., 2011). L'allenamento per la flessibilità migliora la stabilità posturale e l'equilibrio (Costa et al., 2009), e migliora la funzione fisica, l'ampiezza del movimento e forza muscolare (Jones et al., 2006). In questo senso, questi tipi di allenamento, riducono anche i sintomi della FM come il dolore (Valencia et al., 2009), la rigidità muscolare, l'affaticamento e i fattori psicologici associati ad ansia e depressione) (Lanuez et al., 2011). Un buon allenamento per la flessibilità andrebbe anche a migliorare la propriocettività, qualità utile anche per svolgere le attività della vita quotidiana (Soriano-Maldonado et al., 2016). L'allenamento per la flessibilità può quindi essere utile sia per il miglioramento della forma fisica che per il controllo dei sintomi. Poiché è stato dimostrato che la rigidità e la ridotta gamma di movimento riducono la qualità della vita correlata alla salute negli individui con FM, l'allenamento per la flessibilità può contribuire a ridurre queste difficoltà fisiche, migliorando di conseguenza lo "functional status" (stato funzionale) dei soggetti (Valencia et al., 2009).

Come abbiamo potuto vedere i protocolli di attività sono diversi e contribuiscono in maniere differente a determinare migliorare per la vita dei soggetti affetti da FM. Tuttavia è stato suggerito che non vi siano dei parametri di attività fisica che risultino essere universali, i parametri quali la dose di esercizio fisico, l'intensità dell'esercizio, la tipologia dell'esercizio devono essere adattati alle esigenze dell'individuo (Eijsvogels & Thompson, 2015). Nella ricerca sull'efficacia dell'esercizio fisico, il tipo di esercizio e la dose sono solitamente standardizzati. Ciò significa che il tipo di attività fisica svolta di solito non è determinata dal paziente ma dal team di ricerca clinica, e quindi potrebbe non essere effettivamente adeguata per i singoli individui (Busch et al., 2009).

Un ruolo fondamentale in generale risulta essere svolto dai trattamenti multidisciplinari (di cui l'attività fisica fa parte); questi si sono dimostrati efficaci nel ridurre l'impatto e il livello di dolore associati alla FM (Castel et al., 2013), ma soprattutto si è identificato come migliorino con successo lo "functional status" (Marcus et al., 2014) che viene definito come "la capacità di un individuo di svolgere le normali attività quotidiane necessarie per soddisfare i bisogni di base, adempiere ai ruoli abituali e mantenere la salute e il benessere (Wilson & Cleary, 1995)".

2.4 L'efficacia delle terapie di consapevolezza corporea associata alla fibromialgia

Un elemento fondamentale da dover considerare nella qualità di vita e nell'efficacia delle attività quotidiane è sicuramente il cosiddetto "schema corporeo". Questo concetto è fondamentale per la vita di tutti, ma in particolare per i soggetti affetti da FM, in quanto la sedentarietà associata a questa patologia, molto spesso comporta una distorsione della visione e considerazione del proprio schema corporeo. In questo senso quindi alcuni tipi di attività fisica risultano essere estremamente efficaci per questi pazienti, si parla in particolare di quella che è definita come terapia della consapevolezza corporea (Bravo Navarro et al., 2019). Consapevolezza del movimento è un termine che può essere descritto come sensibilità alle diverse sfumature del movimento, diventare consapevoli di come i movimenti vengono eseguiti e vissuti in relazione allo spazio, al tempo e all'energia, nonché identificare le reazioni del movimento in relazione alle condizioni interne, ambientali e relazionali (Skjaerven et al., 2019).

Esempi di terapie di consapevolezza del movimento all'interno della fisioterapia includono la terapia di "body awareness" (BA) di base. Le terapie BA si riferiscono a un gruppo di interventi che condividono una prospettiva comune che si concentra sull'esperienza soggettiva interna del corpo (Mehling et al., 2011). Pertanto, le terapie BA possono essere definite come approcci terapeutici orientati al corpo, che utilizzano una prospettiva olistica, diretta alla consapevolezza di come viene utilizzato il corpo, in termini di funzione corporea, comportamento e interazione con sé e con gli altri (Gard, 2005). Questo gruppo di interventi promuove il benessere fisico, mentale ed emotivo.

Sebbene la classificazione delle terapie BA rimanga poco chiara poiché esistono altri approcci e tradizioni nel campo, gli approcci orientali come il Tai Chi, il Qi Gong e lo yoga possono essere considerati tra questi. Queste attività rappresentano tradizioni di movimento meditativo che sono determinate da forme di movimento e posizionamento del corpo, ottenuti concentrandosi sulla respirazione e su uno stato mentale limpido e calmo con l'obiettivo di creare stati profondi di rilassamento (Langhorst et al., 2013).

Le terapie BA hanno mostrato risultati positivi in diverse patologie come il cancro (Zeng et al., 2014) in termini di funzione fisica, psicologica e immunitaria (Morgan et al., 2014), qualità della vita e densità ossea (Jahnke et al., 2010). Approcci di movimento europei come la danzaterapia come la biodanza, la biodanza acquatica hanno dimostrato efficacia nei programmi riabilitativi per la FM (Carbonell-Baeza et al., 2010). Gli effetti positivi, l'efficacia di questi programmi sulla FM si è identificata a vari livelli, partendo dai sintomi fisici fino ad arrivare anche a buoni risultati dal punto di vista fisiologico. Gli esiti relativi ai sintomi fisici delle persone affette da FM differiscono a seconda della terapia. La terapia BA di base (Bravo et al., 2019) ha mostra un miglioramento significativo dei livelli di dolore. In termini di autoconsapevolezza affettiva (ASA) (Hsu et al., 2010), circa la metà dei partecipanti trattati nei diversi studi, ha mostrato una riduzione del dolore di almeno il 30% e i risultati sono stati mantenuti anche al follow-up a sei mesi. Uno studio in particolare, che ha combinato Qi Gong e terapia BA ha ottenuto un miglioramento dell'armonia del movimento, tuttavia questo approccio dovrebbe essere ulteriormente analizzato a causa del piccolo numero di soggetti e dell'elevato tasso di abbandono (Mannerkorpi & Arndorw, 2004). Inoltre, il Qi Gong, lo yoga e l'attività fisica associata ad un buon stile di vita, hanno dimostrato migliorare tutti i sintomi come dolore generale, qualità del movimento, limitazioni funzionali e qualità della vita. Anche la danzaterapia, la biodanza e la biodanza acquatica nei diversi studi, hanno generalmente portato ad un miglioramento del dolore (Bravo Navarro et al., 2019).

 Le terapie BA che mostrano effetti sui risultati psicologici sono la terapia cognitiva basata sulla consapevolezza, l'autoconsapevolezza affettiva (ASA), il Qi Gong, il Tai Chi e lo yoga. In particolare, la meditazione cognitiva e consapevole più il Qi Gong migliorano i sintomi della depressione (Astin et al., 2003).

Mentre la biodanza acquatica, si è dimostrata utile per ottenere un miglioramento dei sintomi dell'ansia (López-Rodríguez et al., 2012). Lo yoga invece ha dimostrato ridurre l'ansia del 42,2%, la depressione del 41,5% e il disagio emotivo del 30,1% (Carson et al., 2010).

Infine, l'efficacia si è verificata anche a livello fisiologico. Le persone con diagnosi di FM soffrono anche di sintomi fisiologici come disturbi del sonno e affaticamento. L'ASA, in diversi studi, ha dimostrato di comportare un minore affaticamento post-trattamento (Bravo Navarro et al., 2019). Il Tai Chi determina invece un miglioramento della qualità del sonno (Jones et al., 2012). Il Qi Gong mostra una diminuzione del 37,3% dei disturbi del sonno e una riduzione del 24,8% dell'affaticamento (Liu et al., 2012). Ed ancora lo yoga ha mostrato una benefica riduzione dell'affaticamento del 29,9% (Carson et al., 2010), mentre la danza ha anche mostrato miglioramenti significativi nella qualità del sonno (Astin et al., 2003).

Bibliografia

Ambrose, K. R., & Golightly, Y. M. (2015). Physical exercise as non-pharmacological treatment of chronic pain: Why and when. *Best practice & research Clinical rheumatology*, *29*(1), 120–130.

Andrade, A., Steffens, R. D. A. K., Sieczkowska, S. M., Tartaruga, L. A. P., & Vilarino, G. T. (2019). A systematic review of the effects of strength training in patients with fibromyalgia: clinical outcomes and design considerations. *Advances in rheumatology*, *58*.

Bennett, R. M., & Walczyk, J. (1998). A randomized, double-blind, placebo-controlled study of growth hormone in the treatment of fibromyalgia. *The American journal of medicine*, *104*(3), 227–231.

Bongi, S. M., & Del Rosso, A. (2010). How to prescribe physical exercise in rheumatology. *Reumatismo*, *62*(1), 4-11.

Bravo, C., Skjaerven, L. H., Sein-Echaluce, L. G., & Catalan-Matamoros, D. (2019). Effectiveness of movement and body awareness therapies in patients with fibromyalgia: a systematic review and meta-analysis. *Eur J Phys Rehabil Med*, *55*(5), 646-657.

Brito, R. G., Rasmussen, L. A., & Sluka, K. A. (2017). Regular physical activity prevents development of chronic muscle pain through modulation of supraspinal opioid and serotonergic mechanisms. *Pain reports*, *2*(5).

Brosseau, L., Wells, G. A., Tugwell, P., Egan, M., Wilson, K. G., Dubouloz, C. J., ... & Veilleux, L. (2008). Ottawa Panel evidence-based clinical practice guidelines for aerobic fitness exercises in the management of fibromyalgia: part 1. *Physical therapy*, *88*(7), 857-871.

Busch, A. J., Barber, K. A., Overend, T. J., Peloso, P. M. J., & Schachter, C. L. (2007). Exercise for treating fibromyalgia syndrome. *Cochrane database of systematic reviews*, (4).

Busch, A. J., Overend, T. J., & Schachter, C. L. (2009). Fibromyalgia treatment: The role of exercise and physical activity. *Int J Clin Rheumtol*, *4*(3), 343–380.

Busch, A. J., Webber, S. C., Brachaniec, M., Bidonde, J., Bello-Haas, V. D., Danyliw, A. D., Overend, T. J., Richards, R. S., Sawant, A., &

Schachter, C. L. (2011). Exercise therapy for fibromyalgia. *Current pain and headache reports, 15*, 358–367.

Cánovas, R., León, I., Roldán, M. D., Astur, R., & Cimadevilla, J. M. (2009). Virtual reality tasks disclose spatial memory alterations in fibromyalgia. *Rheumatology, 48*(10), 1273–1278.

Carbonell-Baeza, A., Aparicio, V. A., Martins-Pereira, C. M., Gatto-Cardia, C. M., Ortega, F. B., Huertas, F. J., ... & Delgado-Fernandez, M. (2010). Efficacy of Biodanza for treating women with fibromyalgia. *The journal of alternative and complementary medicine, 16*(11), 1191-1200.

Caspersen, C. J., Powell, K. E., & Christenson, G. M. (1985). Physical activity, exercise, and physical fitness: definitions and distinctions for health-related research. *Public health reports, 100*(2), 126.

Castel, A., Fontova, R., Montull, S., Periñán, R., Poveda, M. J., Miralles, I., Cascón-Pereira, R., Hernández, P., Aragonés, N., & Salvat, I. (2013). Efficacy of a multidisciplinary fibromyalgia treatment adapted for women with low educational levels: A randomized controlled trial. *Arthritis care & research, 65*(3), 421–431.

Clauw, D. J., & Ablin, J. N. (2009). The relationship between "stress" and pain: Lessons learned from fibromyalgia and related conditions. *Current topics in pain: 12th world congress on pain*, 245–271.

Costa, P. B., Graves, B. S., Whitehurst, M., & Jacobs, P. L. (2009). The acute effects of different durations of static stretching on dynamic balance performance. *The Journal of Strength & Conditioning Research, 23*(1), 141–147.

da Cunha Ribeiro, R. P., Roschel, H., Artioli, G. G., Dassouki, T., Perandini, L. A., Calich, A. L., de Sá Pinto, A. L., Lima, F. R., Bonfá, E., & Gualano, B. (2011). Cardiac autonomic impairment and chronotropic incompetence in fibromyalgia. *Arthritis research & therapy, 13*, 1–5.

de Abreu, S. B., Lenhard, A., Mehanna, A., de Souza, H. C. D., de Aguiar Correa, F. M., Hasser, E. M., & Martins-Pinge, M. C. (2009). Role of paraventricular nucleus in exercise training-induced autonomic modulation in conscious rats. *Autonomic Neuroscience, 148*(1–2), 28–35.

dos Santos Coelho, L. F. (2008). The muscular flexibility training and the range of movement improvement: A critical literature review/O treino da flexibilidade muscular eo aumento da amplitude de movimento: Uma revisao critica da literatura. *Motricidade, 4*(4), 59–71.

Eijsvogels, T. M., & Thompson, P. D. (2015). Exercise is medicine: At any dose? *Jama, 314*(18), 1915–1916.

Ericsson, A., Bremell, T., & Mannerkorpi, K. (2013). Usefulness of multiple dimensions of fatigue in fibromyalgia. *Journal of Rehabilitation Medicine, 45*(7), 685–693.

Ericsson, A., Palstam, A., Larsson, A., Löfgren, M., Bileviciute-Ljungar, I., Bjersing, J., Gerdle, B., Kosek, E., & Mannerkorpi, K. (2016). Resistance exercise improves physical fatigue in women with fibromyalgia: A randomized controlled trial. *Arthritis research & therapy, 18*, 1–12.

Eyler, A. A., Brownson, R. C., Bacak, S. J., & Housemann, R. A. (2003). The epidemiology of walking for physical activity in the United States. *Medicine & Science in Sports & Exercise, 35*(9), 1529–1536.

Fitzcharles, M.-A., Ste-Marie, P. A., Goldenberg, D. L., Pereira, J. X., Abbey, S., Choinière, M., Ko, G., Moulin, D. E., Panopalis, P., & Proulx, J. (2013). Canadian Pain Society and Canadian Rheumatology Association recommendations for rational care of persons with fibromyalgia. A summary report. *The Journal of rheumatology, 40*(8), 1388–1393.

Fontenele, J. B., & Felix, F. H. C. (2012). Exercise for fibromyalgia: Evidence for an integrated modulation of autonomic and nociception neural regulation. *Rheumatology international, 32*, 4075–4076.

Garber, C. E., Blissmer, B., Deschenes, M. R., Franklin, B. A., Lamonte, M. J., Lee, I.-M., Nieman, D. C., & Swain, D. P. (2011). American College of Sports Medicine position stand. Quantity and quality of exercise for developing and maintaining cardiorespiratory, musculoskeletal, and neuromotor fitness in apparently healthy adults: Guidance for prescribing exercise. *Medicine and science in sports and exercise, 43*(7), 1334–1359.

Gard, G. (2005). Body awareness therapy for patients with fibromyalgia and chronic pain. *Disability and rehabilitation, 27*(12), 725-728.

Genc, A., Tur, B. S., Aytur, Y. K., Oztuna, D., & Erdogan, M. F. (2015). Does aerobic exercise affect the hypothalamic-pituitary-adrenal hormonal response in patients with fibromyalgia syndrome?. *Journal of Physical Therapy Science, 27*(7), 2225-2231.

Haak, T., & Scott, B. (2008). The effect of Qigong on fibromyalgia (FMS): a controlled randomized study. *Disability and rehabilitation, 30*(8), 625-633.

Häuser, W., Arnold, B., Eich, W., Felde, E., Flügge, C., Henningsen, P., Herrmann, M., Köllner, V., Kühn, E., & Nutzinger, D. (2008). Management of fibromyalgia syndrome–an interdisciplinary evidence-based guideline. *GMS German Medical Science, 6*.

Häuser, W., Thieme, K., & Turk, D. C. (2010). Guidelines on the management of fibromyalgia syndrome–a systematic review. *European journal of pain, 14*(1), 5–10.

Jones, K. D., Adams, D., Winters-Stone, K., & Burckhardt, C. S. (2006). A comprehensive review of 46 exercise treatment studies in fibromyalgia (1988–2005). *Health and quality of life outcomes, 4*, 1–6.

Kajaia, T., Maskhulia, L., Chelidze, K., Akhalkatsi, V., & Kakhabrishvili, Z. (2017). The effects of non-functional overreaching and overtraining on autonomic nervous system function in highly trained Georgian athletes. *Georgian Medical Newa, 3*(264), 97–101.

Klaperski, S., von Dawans, B., Heinrichs, M., & Fuchs, R. (2014). Effects of a 12-week endurance training program on the physiological response to psychosocial stress in men: A randomized controlled trial. *Journal of behavioral medicine, 37*, 1118–1133.

Lanuez, F. V., Jacob-Filho, W., Lanuez, M. V., & Oliveira, A. C. B. de. (2011). Comparative study of the effects of two programs of physical exercises in flexibility and balance of healthy elderly individuals with and without major depression. *Einstein (São Paulo), 9*, 307–312.

Le Fur Bonnabesse, A., Cabon, M., L'Heveder, G., Kermarrec, A., Quinio, B., Woda, A., Marchand, S., Dubois, A., Giroux-Metges, M.-A., Rannou, F., Misery, L., & Bodéré, C. (2019). Impact of a specific training programme on the neuromodulation of pain in female patient with fibromyalgia (DouFiSport): A 24-month, controlled, randomised, double-blind protocol. *BMJ Open*, *9*(1), e023742. https://doi.org/10.1136/bmjopen-2018-023742

Liu, W., Zahner, L., Cornell, M., Le, T., Ratner, J., Wang, Y., ... & Barohn, R. (2012). Benefit of Qigong exercise in patients with fibromyalgia: a pilot study. *International Journal of Neuroscience*, *122*(11), 657-664.

Lopresti, A. L., Hood, S. D., & Drummond, P. D. (2013). A review of lifestyle factors that contribute to important pathways associated with major depression: Diet, sleep and exercise. *Journal of affective disorders*, *148*(1), 12–27.

Macfarlane, G. J., Kronisch, C., Dean, L. E., Atzeni, F., Häuser, W., Fluß, E., Choy, E., Kosek, E., Amris, K., & Branco, J. (2017). EULAR revised recommendations for the management of fibromyalgia. *Annals of the rheumatic diseases*, *76*(2), 318–328.

Marcus, D. A., Bernstein, C. D., Haq, A., & Breuer, P. (2014). Including a range of outcome targets offers a broader view of fibromyalgia treatment outcome: Results from a retrospective review of multidisciplinary treatment. *Musculoskeletal Care*, *12*(2), 74–81.

Martinez-Lavin, M. (2004). Fibromyalgia as a sympathetically maintained pain syndrome. *Current pain and headache reports*, *8*, 385–389.

Martins-Pinge, M. C. (2011). Cardiovascular and autonomic modulation by the central nervous system after aerobic exercise training. *Brazilian Journal of Medical and Biological Research*, *44*, 848–854.

McLoughlin, M. J., Stegner, A. J., & Cook, D. B. (2011). The relationship between physical activity and brain responses to pain in fibromyalgia. *The journal of pain*, *12*(6), 640–651.

McVeigh, J. G., McGaughey, H., Hall, M., & Kane, P. (2008). The effectiveness of hydrotherapy in the management of fibromyalgia syndrome: a systematic review. *Rheumatology international*, *29*, 119-130.

Mehling, W. E., Wrubel, J., Daubenmier, J. J., Price, C. J., Kerr, C. E., Silow, T., ... & Stewart, A. L. (2011). Body Awareness: a phenomenological inquiry into the common ground of mind-body therapies. *Philosophy, ethics, and humanities in medicine*, *6*(1), 1-12.

Moylan, S., Eyre, H. A., Maes, M., Baune, B. T., Jacka, F. N., & Berk, M. (2013). Exercising the worry away: How inflammation, oxidative and nitrogen stress mediates the beneficial effect of physical activity on anxiety disorder symptoms and behaviours. *Neuroscience & Biobehavioral Reviews, 37*(4), 573–584.

Mulholland, S. J., & Wyss, U. P. (2001). Activities of daily living in non-Western cultures: Range of motion requirements for hip and knee joint implants. *International Journal of Rehabilitation Research, 24*(3), 191–198.

Naugle, K. M., Naugle, K. E., Fillingim, R. B., Samuels, B., & Riley III, J. L. (2014). Intensity thresholds for aerobic exercise–induced hypoalgesia. *Medicine and science in sports and exercise, 46*(4), 817.

Partridge, R. E. H., & Duthie, J. J. R. (1963). Controlled trial of the effect of complete immobilization of the joints in rheumatoid arthritis. *Annals of the rheumatic diseases, 22*(2), 91.

Puetz, T. W., Beasman, K. M., & O'Connor, P. J. (2006). The effect of cardiac rehabilitation exercise programs on feelings of energy and fatigue: A meta-analysis of research from 1945 to 2005. *European Journal of Preventive Cardiology, 13*(6), 886–893.

Santos, R. D. S., & Galdino, G. (2018). Endogenous systems involved in exercise-induced analgesia. *JPP, 1*(01).

Scheef, L., Jankowski, J., Daamen, M., Weyer, G., Klingenberg, M., Renner, J., Mueckter, S., Schürmann, B., Musshoff, F., & Wagner, M. (2012). An fMRI study on the acute effects of exercise on pain processing in trained athletes. *PAIN®, 153*(8), 1702–1714.

Soriano-Maldonado, A., Estévez-López, F., Segura-Jimenez, V., Aparicio, V. A., Alvarez-Gallardo, I. C., Herrador-Colmenero, M., Ruiz, J. R., Henriksen, M., Amris, K., & Delgado-Fernandez, M. (2016). Association of physical fitness with depression in women with fibromyalgia. *Pain Medicine, 17*(8), 1542–1552.

Taggart, H. M., Arslanian, C. L., Bae, S., & Singh, K. (2003). Effects of T'ai Chi exercise on fibromyalgia symptoms and health-related quality of life. *Orthopaedic Nursing, 22*(5), 353-360.

Tak, L. M., Cleare, A. J., Ormel, J., Manoharan, A., Kok, I. C., Wessely, S., & Rosmalen, J. G. (2011). Meta-analysis and meta-regression of hypothalamic-pituitary-adrenal axis activity in functional somatic disorders. *Biological psychology*, *87*(2), 183–194.

Turk, D. C. (2020). Suffering and dysfunction in fibromyalgia syndrome. In *The Clinical Neurobiology of Fibromyalgia and Myofascial Pain* (pp. 85–96). CRC Press.

Valencia, M., Alonso, B., Alvarez, M. J., Barrientos, M. J., Ayán, C., & Sánchez, V. M. (2009). Effects of 2 physiotherapy programs on pain perception, muscular flexibility, and illness impact in women with fibromyalgia: A pilot study. *Journal of manipulative and physiological therapeutics*, *32*(1), 84–92.

Valim, V., Natour, J., Xiao, Y., Pereira, A. F. A., da Cunha Lopes, B. B., Pollak, D. F., ... & Russell, I. J. (2013). Effects of physical exercise on serum levels of serotonin and its metabolite in fibromyalgia: a randomized pilot study. *Revista Brasileira De Reumatologia (English Edition)*, *53*(6), 538-541.

Woda, A., Dao, T., & Gremeau-Richard, C. (2009). Steroid dysregulation and stomatodynia (burning mouth syndrome). *Journal of orofacial pain*, *23*(3).

Woda, A., L'heveder, G., Ouchchane, L., & Bodéré, C. (2013). Effect of experimental stress in 2 different pain conditions affecting the facial muscles. *The Journal of Pain*, *14*(5), 455–466.

Capitolo III
ATTIVITÁ FISICA E BENESSERE PSICOFISICO NEI SOGGETTI CON FIBROMIALGIA

di F. Fischetti, F. Festa, V. Pugliese, G. Greco

3.1 Attività fisica e benessere psicologico

Gli effetti benefici dell'attività fisica, nei pazienti affetti da fibromialgia (FM), non si verificano solo a livello fisico, essi sono soprattutto correlati alla salute mentale. Oltre al sintomo fondamentale del dolore, i pazienti con FM in genere sperimentano una serie di sintomi aggiuntivi, tra cui disturbi del sonno, affaticamento, difficoltà cognitive, depressione e ansia (Jones et al., 2008). L'attività fisica in questo senso può aiutare anche a modulare questi aspetti, migliorando la qualità della vita, non solo in termini di attività quotidiane ma anche appunto di benessere psicologico. L'implementazione dell'esercizio fisico come medicina è stata raccomandata come trattamento efficace per un ampio spettro di malattie psichiatriche (Pedersen & Saltin, 2015) e, come alternativa basata sull'evidenza alle attuali raccomandazioni, può simultaneamente affrontare la comorbidità con diverse condizioni fisiche frequentemente associate a problemi di salute mentale (World Health Organization, 2013). In effetti, le prove derivate da molti studi, forniscono un supporto coerente per gli interventi di attività fisica nel ridurre i sintomi della depressione (Cooney et al., 2013), dell'ansia (Stubbs et al., 2017) e del disturbo da stress post-traumatico (PTSD) (Rosenbaum et al., 2015), soprattutto se confrontati con interventi che prevedono un trattamento esclusivamente farmacologico (Thomas et al., 2020). Uno degli stati negativi più presenti in questi soggetti risulta essere determinato dall'ansia (Mcdowell et al., 2017). L'ansia, viene considerato come uno stato d'animo sgradevole caratterizzato da sentimenti di apprensione e pensieri di preoccupazione, ha una prevalenza stimata del 31% nei pazienti con FM (Murphy et al., 2012), rispetto al 4% nella popolazione generale (Baxter et al., 2014). L'ansia può essere una risposta appropriata a eventi e circostanze stressanti (Kessler et al., 2007); tuttavia, se l'ansia persiste in assenza e/o quando questi eventi e circostanze cessano, può diventare disadattiva. Questo tipo di ansia è caratteristica dei soggetti affetti da FM, ma spesso non viene riconosciuta e non viene trattata (Mcdowell et al., 2017). Ciò può avere un effetto negativo sui risultati del trattamento, in parte perché i pazienti ansiosi possono essere meno propensi ad aderire ai trattamenti medici prescritti (Sherbourne et al., 1992). La presenza di sintomi d'ansia nei pazienti con FM è stata direttamente associata al dolore FM (Arnold et al., 2006) e la forma fisica è stata inversamente associata all'ansia (Córdoba-Torrecilla et al., 2016). I pazienti con FM spesso temono l'esercizio fisico, riferiscono che l'esercizio fisico è più doloroso (Cook et al., 2006) e sono significativamente meno attivi rispetto al resto della popolazione (Mcloughlin et al., 2011). Questo comporta livelli di attività fisica tra i pazienti con FM molto bassi (Kop et al., 2005) e le prove hanno dimostrato sia le associazioni tra basso livello di attività fisica e ansia (Stubbs et al., 2017), sia l'aumento dell'ansia derivante dal conseguente aumento del comportamento sedentario (Edwards & Loprinzi, 2016). Le revisioni hanno, sulla base di queste associazioni, ricercato e riassunto l'effetto dell'esercizio fisico sui sintomi dell'ansia tra i pazienti con FM (Herring et al., 2010), identificando un miglioramento nella maggior parte dei pazienti dei diversi studi (Rossy et al., 1999).

Altro aspetto caratteristico è la depressione, elencata anche come uno dei principali sintomi della FM e la prevalenza varia dal 20% all'86%, a seconda dello studio (Borchers & Gershwin, 2015). Tuttavia, questa relazione non è ben compresa, alcuni studi hanno provato a spiegarla, in particolare uno studio ha scoperto che l'influenza della genetica e dell'ambiente e le interazioni tra questi possono predisporre gli individui a sviluppare FM e depressione (Gracely et al., 2012). È stato infatti dimostrato come l'83,3% dei pazienti con FM presenta sintomi depressivi clinicamente significativi; peggiori erano questi sintomi, più alti erano i punteggi per i livelli di dolore e minore era la qualità della vita, rispetto a quelli senza sintomi depressivi (Aguglia et al., 2011). Anche in questo caso la letteratura riporta che l'esercizio fisico è importante per ridurre i sintomi depressivi nei pazienti con FM. Attraverso una meta-analisi si è potuto verificare che l'esercizio aerobico riduce i punteggi di depressione in questi soggetti (Häuser et al., 2010); per questo l'esercizio aerobico può essere considerato particolarmente efficace nel trattamento della FM, in quanto associato ad un miglioramento significativo dei valori medi di funzionalità, dolore, affaticamento, riposo, rigidità, ansia, depressione e impatto sulla qualità della vita (Vural et al., 2014).

Oltre all'esercizio aerobico, anche l'allenamento della forza ha effetti positivi nel ridurre i sintomi depressivi. Di conseguenza, s'incontrano differenze significative nella riduzione della depressione in gruppi di pazienti con FM che eseguivano esercizi aerobici o allenamenti di forza (Bircan et al., 2008).

3.2 Effetti dell'attività fisica su dolore, flessibilità, equilibrio e qualità della vita

Come già detto, la principale manifestazione clinica della FM è il dolore diffuso, questo può essere in combinazione con la presenza di più punti dolenti (Wolfe et al., 2016). Oltre al dolore, i pazienti fibromialgici possono presentare sintomi sensoriali, come parestesie, sintomi motori, come rigidità muscolare, contratture e tremori, e sintomi vegetativi, come sensazioni di formicolio (Rivera et al., 2006).

Diversi autori hanno suggerito che questi sintomi possono influenzare la capacità funzionale di questi pazienti (Kingsley et al., 2005). Questo si basa sull'associazione tra sintomi, flessibilità e disturbi dell'equilibrio (Assumpção et al., 2010). Inoltre, il disturbo dell'equilibrio è un segnale molto frequente nelle persone affette da FM ed è considerato uno dei 10 sintomi più invalidanti, con una prevalenza compresa tra il 45% e il 68% (Jones et al., 2009). Uno studio condotto da Jones et al. (2010) ha mostrato come le persone con FM avessero punteggi significativamente inferiori su diversi aspetti dell'equilibrio e cadessero sei volte di più rispetto ai soggetti sani. I disturbi dell'equilibrio e la capacità funzionale sono strettamente correlati e hanno un impatto significativo sulla qualità della vita delle persone con FM. Secondo le prove scientifiche, questi deficit funzionali nelle persone con FM sono legati al livello di attività fisica svolta (Jones et al., 2010).

Diverse revisioni sistematiche hanno analizzato l'efficacia dei programmi di esercizio fisico, da soli o in combinazione con altre forme di intervento fisico o cognitivo (Busch et al., 2007); tutte hanno concluso che l'esercizio fisico migliora la qualità della vita di questi pazienti.

Terapie complementari e alternative sono attualmente utilizzate come intervento non farmacologico per la gestione della FM (Jiao et al., 2019). L'Organizzazione Mondiale della Sanità definisce l'esercizio per il benessere (Qi Gong) come: "Una componente della medicina tradizionale cinese che combina movimento, meditazione e regolazione della respirazione per migliorare il flusso dell'energia vitale nel corpo (Qi), per migliorare la circolazione e il sistema immunitario". Il Qi Gong è un esercizio aerobico, che prevede concentrazione mentale, respirazione che accompagna il movimento, posture statiche e movimenti dinamici che combinano allungamento e attivazione delle catene muscolari attraverso contrazioni isometriche e isotoniche; comprende anche movimenti di automassaggio e lavori di flessibilità, forza, propriocezione, coordinazione ed equilibrio (Park et al., 2016). Il Qi Gong corregge anche la postura della colonna vertebrale e del bacino e previene il ristagno di energia nelle articolazioni (Ahn et al., 2016). Su questa base, la ricerca scientifica suggerisce che l'esercizio aerobico a bassa intensità e le terapie di movimento meditativo, come il Qi Gong, sono raccomandate per il trattamento dei pazienti con FM, poiché migliorano i loro sintomi e la qualità della vita (Häuser, 2016).

Lo studio condotto da Rodríguez-Mansilla et al. (2021) ha dimostrato come un programma di esercizi attivi per il benessere ha migliorato l'equilibrio statico, la flessibilità e il dolore nelle donne con FM; tutti i miglioramenti in termini di flessibilità ed equilibrio hanno indubbiamente influenzato il dolore e il miglioramento della qualità della vita percepita dai pazienti. Inoltre, Busch et al. (2007) hanno concluso che l'esercizio aerobico a breve termine nei pazienti con FM migliora il dolore, il senso globale di benessere e la funzione fisica.

Inoltre, un ulteriore studio condotto da Yang et al. (2005) ha mostrato come un programma di esercizi per il benessere fisico di 4 settimane ha contribuito a migliorare il dolore cronico e i disturbi dell'umore nei pazienti con FM.

3.3 Attività fisica mirata o allenamento aspecifico? Confronto tra gli effetti sulla qualità della vita

La FM è una sindrome complessa che comprende una vasta gamma di sintomi e limitazioni funzionali (Häuser et al., 2015) e riduce la qualità della vita (Perrot et al., 2015). È stato dimostrato che due fattori migliorano la qualità della vita negli individui affetti da FM: la diagnosi della condizione e l'inizio del trattamento (Clauw, 2014). Il trattamento di solito prevede un approccio multimodale, che comprende aspetti funzionali, psicologici, farmacologici e socioprofessionali. I trattamenti non farmacologici più frequentemente utilizzati sono i seguenti: educazione al dolore, terapia cognitivo comportamentale, terapia composita (educazione o consulenza associata all'esercizio fisico) ed esercizio aerobico (Häuser et al., 2015).

È stato dimostrato che l'esercizio migliora significativamente il dolore e la funzionalità negli individui con FM (Macfarlane et al., 2017). Ad oggi, l'allenamento della forza e l'esercizio aerobico effettuati a secco o come idroterapia hanno dimostrato di essere ugualmente efficaci (Bidonde et al., 1996); pertanto, le attuali linee guida raccomandano sia l'esercizio aerobico che l'allenamento della forza (Bidonde et al., 2017). La dose raccomandata di esercizio aerobico è di 20 minuti (o 10 minuti due volte), due o tre volte alla settimana (al 70-80% della frequenza cardiaca massima teorica) e otto ripetizioni di ciascun esercizio di rafforzamento due o tre volte alla settimana (Macfarlane et al., 2017). Tuttavia, è stato suggerito che la dose di esercizio fisico debba essere adattata alle esigenze dell'individuo.

La FM è una condizione cronica e, per le condizioni mediche croniche (Kivelä et al., 2014), oltre ad insegnare ai pazienti a fare esercizio, deve anche essere insegnato a gestire la condizione da soli e ad essere attivamente coinvolti nel trattamento. Questo si chiama coaching sullo stile di vita. Uno studio pilota su 10 individui affetti da FM (Hackshaw et al., 2016) ha mostrato un miglioramento del 37% nella qualità della vita dei pazienti, somministrando un questionario a seguito di sessioni di coaching sullo stile di vita con operatori sanitari.

È in corso una controversia riguardo alla terapia fisica per i pazienti con FM. Alcuni gruppi lo sostengono, mentre altri sostengono che ha il potenziale di influenzare negativamente i sintomi della FM, portando ad alti tassi di abbandono negli studi riguardanti la sua efficacia (Harden et al., 2012). La stragrande maggioranza degli studi in questo campo esamina gli effetti della terapia fisica supervisionata. Tuttavia, in alcuni contesti clinici potrebbe non essere possibile supervisionare gruppi di pazienti (o anche singoli pazienti) a causa della mancanza di tempo, di strutture o attrezzature adeguate. Possono essere prescritti esercizi domestici alternativi che i pazienti possono eseguire senza supervisione. Deve ancora essere determinato quale tipo specifico di esercizio (aerobico o altro) sia più efficace come terapia per la FM.

I fisioterapisti e i terapisti manuali che lavorano in un contesto clinico monodisciplinare sono spesso ostacolati dalla mancanza di tempo, risorse e competenze per condurre programmi di esercizi supervisionati per i pazienti; quindi, la prescrizione di programmi di esercizi a domicilio supervisionati da **chinesiologi** (vedi pag.

188) sembra essere un'opzione migliore. La maggior parte degli studi ha una tendenza a concentrarsi sull'esercizio di gruppo supervisionato come trattamento per la FM, mentre sono stati condotti pochi studi per confrontare i risultati dell'esercizio fisico a domicilio per i pazienti con questa patologia.

Uno studio pilota ha valutato l'impatto del condizionamento aerobico domiciliare sui sintomi della FM. Un totale di 26 pazienti sedentari con FM hanno intrapreso un regime di attività aerobica domiciliare di 12 settimane (esercizio quotidiano per 30 minuti eseguito all'80% della frequenza cardiaca massima/FCmax) a casa, all'aperto o in palestra come indicato dalle preferenze individuali del paziente. I soggetti che hanno completato il programma di 12 settimane hanno dimostrato un aumento del condizionamento aerobico e una diminuzione del dolore. I soggetti non disposti o incapaci di partecipare al programma di esercizi sembravano riportare livelli di dolore e disabilità percepita significativamente maggiori, che portavano alla depressione, rispetto a quelli che avevano completato il programma. I risultati indicano che i pazienti con FM che possono partecipare a programmi di condizionamento aerobico a domicilio possono sperimentare un miglioramento fisiologico e psicologico dei loro sintomi, in particolare nella valutazione del dolore. Tuttavia, quei pazienti che sperimentano una significativa disabilità percepita e sintomi affettivi negativi hanno meno probabilità di mantenere un programma di esercizi a domicilio e potrebbero aver bisogno di un programma interdisciplinare più completo che offra un maggiore grado di supporto sociale e psicologico (Harden et al., 2012).

3.4 Effetti dell'esercizio fisico in acqua o a secco sulla risposta allo stress

I pazienti con FM mostrano un basso livello di attività fisica rispetto alle persone sane e la grande maggioranza di loro è sedentaria, con una capacità funzionale simile a quella delle persone anziane (Pedro Ángel et al., 2012). Inoltre, la FM è stata associata ad una prevalenza di sovrappeso e obesità superiore rispetto alla popolazione generale. L'esercizio fisico è stato definito come uno strumento efficace per migliorare la salute e la qualità della vita dei pazienti con FM (Kelley & Kelley, 2011). Esistono molte prove che dimostrano che l'allenamento monitorato consistente in esercizi aerobici provoca effetti benefici sulla capacità fisica e sui sintomi dei pazienti con FM, sebbene siano necessari ulteriori studi sugli effetti a lungo termine dell'allenamento per l'aumento della forza e della flessibilità muscolare (Busch et al., 2008).

È stato riscontrato che l'allenamento in acqua e l'allenamento a secco hanno entrambi effetti benefici sulla capacità cardiovascolare e sull'affaticamento quotidiano (Saltskår Jentoft et al., 2001). Una recente metanalisi (Häuser et al., 2010) ha mostrato che non ci sono prove che suggeriscano che l'esercizio aerobico in acqua produca risultati comparativamente migliori rispetto ad esercizi simili a secco, e ha stabilito che un programma di esercizi aerobici per i pazienti con FM dovrebbe consistere esercizi in acqua oppure esercizi a secco di intensità da leggera a moderata, due o tre volte alla settimana, per almeno quattro settimane. Pochi studi hanno utilizzato programmi di allenamento che combinano esercizi a secco e in acqua (Gowans et al., 2004), dimostrando che questa combinazione di esercizi può migliorare la funzione fisica, l'umore e la gravità dei sintomi.

Uno studio condotto da Latorre et al. (2013) aveva proprio come obiettivo quello di analizzare l'effetto di un programma di allenamento di 24 settimane consistente in due sessioni settimanali di esercizio in acqua ed una di esercizio a secco sul dolore, capacità funzionale, composizione corporea e qualità della vita nelle donne con FM. I risultati di questo studio hanno indicato che un programma di allenamento di 24 settimane (in acqua/a secco) con tre sessioni settimanali e consistente in esercizi di rafforzamento muscolare, resistenza aerobica e flessibilità riduce il dolore e migliora l'impatto della malattia, la capacità funzionale e la qualità della vita nelle donne con FM. Il programma è stato ben tollerato e non ha causato alcun effetto negativo sulla salute dei partecipanti.

Un ulteriore importante scoperta dello studio è che si sono riscontrati miglioramenti significativi nelle scale della vitalità, salute mentale, ruolo sociale e salute generale dei pazienti fibromialgici.

Questi risultati concordano con quelli di altri studi che dopo 32 settimane di allenamento in acqua calda (tre sessioni da 60 minuti a settimana) hanno riscontrato miglioramenti nella funzione fisica, nel dolore corporeo, nella salute generale, nel ruolo sociale, nella salute mentale e nella vitalità (Tomas-Carus et al., 2008). Numerosi altri studi sulla FM hanno ottenuto miglioramenti utilizzando terapie consistenti nella combinazione di diversi esercizi fisici. Tuttavia, l'effetto globale dell'intervento in questo studio suggerisce che potrebbe esistere una relazione positiva tra allenamento in acqua e a secco e rafforzamento muscolare, resistenza aerobica e flessibilità.

Mentre molti studi hanno suggerito vari meccanismi di trattamento per gli individui con FM, pochi hanno esaminato l'impatto dell'esercizio acquatico e a secco sulla risposta fisiologica allo stress nelle donne con FM; a causa dell'aumento dello stress fisiologico e psicologico associato alla FM, sono necessarie ulteriori ricerche che esaminano le risposte fisiologiche allo stress e gli interventi volti ad affrontare lo stress nella popolazione (Kelley & Loy, 2008).

Poiché non esistono cure conosciute, le persone affette da FM spesso si sentono frustrate dalla loro malattia e dai molti modi in cui essa influenza le loro vite.

Secondo Lazarus e Folkman (1984), lo stress è uno stato di ansia che si produce quando eventi e responsabilità superano le capacità di coping di una persona. I sintomi fisiologici dello stress includono spesso mal di testa, mani sudate, estremità fredde, ulcere, diarrea, ipertensione una riduzione della capacità di combattere le infezioni (Romas & Sharma, 2004), che possono essere tutti sintomi associati alla FM.

Il sistema fisiologico di risposta allo stress del corpo viene attivato principalmente nel sistema nervosa autonomo e nel sistema endocrino; all'inizio di una risposta allo stress il corpo si prepara alla "battaglia" provocando la risposta "attacco o fuga" (Cannon, 1939). Gli individui che presentano i sintomi della FM sono in una costante lotta fisiologica interna tra il sistema nervoso simpatico e il sistema nervoso parasimpatico (Crofford, 1998).

Il sistema nervoso simpatico degli individui con FM è spesso sovra stimolato a causa delle persistenti manifestazioni fisiche e psicologiche della malattia; il sistema endocrino risponde rilasciando gli ormoni dello stress (cortisolo) nel flusso sanguigno (Vierck, 2006).

Catley et al. (2000) hanno riportato livelli basali di cortisolo più elevati, misurati nella saliva, in individui con FM rispetto ai controlli su soggetti sani. È stato suggerito che la presenza di livelli elevati di cortisolo in individui sani sia un indicatore di un aumento dello stress fisiologico e/o psicologico.

A causa del prolungato disagio fisiologico e psicologico degli individui affetti da FM, si riscontrano anomalie nell'asse ipotalamo-ipofisi-surrene, il sistema regolatore dell'organismo responsabile della secrezione di cortisolo (Bonifazi et al., 2006).

Esistono diverse ricerche che studiano il ruolo dell'esercizio aerobico a secco nella gestione dei sintomi della FM; Martin et al. (1996) hanno suggerito che poiché la forma fisica degli individui con FM tende ad essere inferiore rispetto ai controlli corrispondenti per età e sesso, un programma di esercizi da basso a moderato, come una camminata, dovrebbe essere incluso nel protocollo di trattamento della FM.

Diversi ricercatori hanno riferito che i benefici di un programma di camminata sulla popolazione fibromialgica porta ad un miglioramento della funzione fisica complessiva, una maggiore autoefficacia, una riduzione dei punti dolenti e un miglioramento complessivo della capacità aerobica (Redondo et al., 2004).

Un'altra forma di attività fisica considerata per gli individui con FM è la terapia acquatica che grazie alle sue proprietà terapeutiche è stata ampiamente prescritta e somministrata a soggetti con disabilità (Ogden, 2000). Gran parte della ricerca si è concentrata sull'esercizio aerobico acquatico che ha dimostrato effetti positivi negli individui con FM, come diminuzione dei livelli di affaticamento, depressione, ansia, dolore e rigidità, miglioramento dell'umore e aumento dell'interazione sociale (Gowens et al., 2001).

Uno studio condotto da Kelley e Loy (2008) aveva come scopo quello di esaminare l'influenza dell'esercizio acquatico e a secco sullo risposta fisiologica allo stress delle donne con FM; sulla base della maggiore frequenza di cambiamenti positivi nel cortisolo rispetto ai cambiamenti delle concentrazioni di cortisolo durante i giorni senza esercizio, sia la camminata sul tapis roulant che l'esercizio svolto in acqua, hanno dimostrato un'influenza positiva nella riduzione del cortisolo salivare in 2/3 dei partecipanti. Esaminando la risposta del cortisolo all'esercizio rispetto ai giorni senza esercizio, i risultati di questo studio hanno suggerito che l'esercizio sul tapis roulant condotto a intensità da moderate a basse ha avuto un'influenza nel ridurre le concentrazioni di cortisolo salivare, portando quindi ad una riduzione della risposta allo stress fisiologico percepito o emotivo.

Entrambi i partecipanti allo studio hanno riferito continuamente alti livelli di stress percepito in relazione alla loro FM; quindi, partecipando agli interventi di esercizio la loro risposta fisiologica allo stress potrebbe essere stata soppressa (Borer, 2003).

3.5 Stato di fitness fisica in relazione a depressione, ansia e qualità della vita

La FM è un disturbo cronico diffuso, doloroso, debilitante e psicofisiologico che affligge prevalentemente donne di mezza età e la cui eziologia rimane sconosciuta (Becerra-García & Robles Jurado, 2014). Ansia e depressione sono disturbi frequenti tra chi ne soffre (Santos et al., 2012). I sintomi influenzano ogni aspetto della vita e probabilmente contribuiscono a uno scarso condizionamento fisico. In un programma di trattamento, Carbonell-Baeza et al. (2011) hanno scoperto che un intervento multidisciplinare di tre mesi basato su esercizi e terapia psicologica ha migliorato la sintomatologia della FM, inclusa ansia, depressione e qualità della vita nelle donne con FM. Inoltre, Guymer et al. (2012) hanno scoperto che il gruppo di pazienti con FM che svolgevano un esercizio fisico regolare, avevano un impatto complessivo sulla malattia inferiore, una migliore funzione fisica e livelli più bassi di affaticamento, ansia e depressione rispetto a quelli che non lo facevano.

La FM è spesso associata a una ridotta funzione fisica e l'attività fisica è stata raccomandata per migliorare il benessere globale nei pazienti affetti da FM. Gli specialisti spesso sostengono l'inclusione di attività motorie nel tempo libero (allenamento fisico o attività fisica ricreativa) come un'importante strategia di gestione per gli individui affetti da FM (Busch et al., 2008). Nei programmi di riabilitazione per FM, è anche essenziale che i medici comprendano e valutino tutti gli aspetti dei pazienti con FM, compresi i parametri di forma fisica legati alla salute e lo stato psicologico. Identificare quali componenti della forma fisica legati alla salute e alle prestazioni siano compromessi e le loro possibili relazioni con la depressione, l'ansia e la qualità della vita nei pazienti con FM può contribuire allo sviluppo di strategie di riabilitazione fisica più vantaggiose.

Uno studio condotto da Sener et al. (2016) ha voluto proprio confrontare la VO_2max, la forza muscolare, la flessibilità, l'attività fisica quotidiana, la composizione corporea, la depressione, l'ansia e la qualità della vita correlata alla salute in pazienti affetti da FM, per indagare eventuali associazioni tra questi parametri; si è scoperto come la forza muscolare, ma anche la sintomatologia di depressione ed ansia era compromessa nei pazienti affetti da FM; l'ansia è un predittore significativo della componente mentale e della salute generale, i sintomi d'ansia e depressione e il coping focalizzato sulle emozioni sono i sintomi variabili più esplicativi e più rilevanti dell'impatto della FM sulla qualità della vita.

La FM ha un impatto negativo sulla qualità della vita dei pazienti, ed è nota per essere fortemente associata a depressione e ansia. Una valutazione dettagliata anche dal punto di vista psicologico è fondamentale per pianificare e realizzare il trattamento e la riabilitazione (Börsbo et al., 2009). Spesso una bassa forza muscolare è correlata ad una ridotta qualità della vita e ad un aumento della sintomatologia depressiva e ansiosa nei pazienti con FM; suggerendo che l'esecuzione di esercizi quotidiani che includano non solo una componente aerobica ma anche l'allenamento della forza come modifica dello stile di vita possano avere effetti benefici per i pazienti con FM (Sener et al., 2016).

La prevalenza della depressione tra i pazienti con FM varia dal 28,6% al 70% nei vari studi (Epstein et al., 1999). I pazienti con FM devono sostenere ingenti costi aggiuntivi per l'assistenza sanitaria in molti paesi (Sicras-Mainar et al., 2009) e la comorbidità della depressione in questa popolazione è correlata a una maggiore intensità del dolore, affaticamento, gravità complessiva della malattia (Soriano-Maldonado et al., 2015) e disagio affettivo autoriferito (Thieme et al., 2004), nonché a una peggiore qualità del sonno e una qualità della vita correlata alla salute.

L'elevata prevalenza e gli esiti negativi legati alla sintomatologia depressiva nei pazienti con FM rendono essenziale trovare strategie per migliorare i sintomi depressivi in questa popolazione.

Come approccio non farmacologico, l'esercizio sta diventando sempre più popolare per migliorare la forma fisica (Rooks et al., 2004) e migliorare i sintomi della depressione (Kelley & Kelley, 2014) e la qualità della vita (Nüesch et al., 2013) nei pazienti con FM.

L'efficienza fisica è un fattore multicomponente modificabile che rappresenta un potente indicatore di salute nella FM (Soriano-Maldonado et al., 2015) ed è strettamente correlato allo sviluppo di sintomi depressivi nella popolazione generale (Sui et al., 2009).

Pertanto, bassi livelli di forma fisica potrebbero essere correlati ad alti livelli di sintomi depressivi nelle donne con FM.

Lo studio condotto da Soriano-Maldonado et al. (2016) ha voluto rilevare la relazione tra fitness test svolti sul campo e sintomi depressivi in donne con FM, indicando come una forma fisica migliore è generalmente associata a sintomi depressivi meno gravi nei pazienti con FM.

La maggior parte della letteratura attuale sulla relazione tra forma fisica e depressione si concentra sugli aspetti aerobici e sulla forza muscolare (Matta Mello Portugal et al., 2013). Gerber et al. (2013) hanno riferito che, se l'idoneità cardiorespiratoria è moderata o elevata, ha effetti protettivi contro i sintomi depressivi. Un ampio studio epidemiologico condotto su donne precedentemente sane ha rilevato che le donne con una capacità aerobica moderata o elevata avevano una probabilità inferiore, tra il 46% e il 54%, di depressione incidente rispetto a quelle con una scarsa capacità aerobica (Sui et al., 2009).

Si potrebbe ipotizzare che i bassi livelli di agility (che si riferiscono alla capacità di muoversi rapidamente, cambiare posizione dell'intero corpo nello spazio, che richiedono velocità di movimento, equilibrio e coordinazione motoria) potrebbero avere un impatto negativo sulla capacità autopercepita di intraprendere compiti impegnativi e avere un effetto deleterio sull'autostima e sui segni di depressione (Petruzzello et al., 1991).

È stata osservata, inoltre, una diversa associazione tra flessibilità della parte inferiore e superiore del corpo con sintomi depressivi nei pazienti con FM; sebbene la flessibilità della parte inferiore del corpo non abbia mostrato alcuna associazione con sintomi depressivi, la flessibilità della parte superiore del corpo era la caratteristica principale che presentava l'associazione più forte con sintomi depressivi. Si potrebbe ipotizzare che una maggiore flessibilità della parte superiore del corpo potrebbe migliorare l'autopercezione dell'abilità nello svolgere le attività della vita quotidiana, migliorando il livello psicosociale e fattori come l'autostima, l'interazione sociale, che sono legati alla salute mentale e all'umore (Peluso & De Andrade, 2005).

Bibliografia

Aguglia, A., Salvi, V., Maina, G., Rossetto, I., & Aguglia, E. (2011). Fibromyalgia syndrome and depressive symptoms: Comorbidity and clinical correlates. *Journal of affective disorders, 128*(3), 262–266.

Ahn, Y. J., Jo, S. H., Lee, S. H., & Lim, J. H. (2016). The review study on Yoga, Qigong, and Taichi interventions for anxiety: Based on Korean journal articles from 2009 to 2015. *Journal of Oriental Neuropsychiatry, 27*(1), 23-31.

Arnold, L. M., Hudson, J. I., Keck, P. E., Auchenbach, M. B., Javaras, K. N., & Hess, E. V. (2006). Comorbidity of fibromyalgia and psychiatric disorders. *Journal of Clinical Psychiatry, 67*(8), 1219–1225.

Assumpção, A., Sauer, J. F., Mango, P. C., & Marques, A. P. (2010). Physical function interfering with pain and symptoms in fibromyalgia patients. *Clin Exp Rheumatol, 28*(6 Suppl 63), S57-63.

Baxter, A. J., Scott, K. M., Ferrari, A. J., Norman, R. E., Vos, T., & Whiteford, H. A. (2014). Challenging the myth of an "epidemic" of common mental disorders: Trends in the global prevalence of anxiety and depression between 1990 and 2010. *Depression and anxiety, 31*(6), 506–516.

Becerra-García, J. A., & Robles Jurado, M. J. (2014). Behavioral approach system activity and self-reported somatic symptoms in fibromyalgia: an exploratory study. *International Journal of Rheumatic Diseases, 17*(1), 89-92.

Bircan, Ç., Karasel, S. A., Akgün, B., El, Ö., & Alper, S. (2008). Effects of muscle strengthening versus aerobic exercise program in fibromyalgia. *Rheumatology international, 28*, 527–532.

Bonifazi, M., Suman, A. L., Cambiaggi, C., Felici, A., Grasso, G., Lodi, L., ... & Carli, G. (2006). Changes in salivary cortisol and corticosteroid receptor-α mRNA expression following a 3-week multidisciplinary treatment program in patients with fibromyalgia. *Psychoneuroendocrinology, 31*(9), 1076-1086.

Borchers, A. T., & Gershwin, M. E. (2015). Fibromyalgia: A critical and comprehensive review. *Clinical reviews in allergy & immunology, 49*, 100–151.

Borer, K. T. (2003). *Exercise endocrinology*. Human Kinetics.

Börsbo, B., Peolsson, M., & Gerdle, B. (2009). The complex interplay between pain intensity, depression, anxiety and catastrophising with respect to quality of life and disability. *Disability and rehabilitation*, *31*(19), 1605-1613.

Busch, A. J., Barber, K. A., Overend, T. J., Peloso, P. M. J., & Schachter, C. L. (2007). Exercise for treating fibromyalgia syndrome. *Cochrane database of systematic reviews*, (4).

Busch, A. J., Schachter, C. L., Overend, T. J., Peloso, P. M., & Barber, K. A. (2008). Exercise for fibromyalgia: a systematic review. *The Journal of rheumatology*, *35*(6), 1130-1144.

Busch, A. J., Schachter, C. L., Overend, T. J., Peloso, P. M., & Barber, K. A. (2008). Exercise for fibromyalgia: a systematic review. *The Journal of rheumatology*, *35*(6), 1130-1144.

Cannon, W. B. (1939). The wisdom of the body.

Carbonell-Baeza, A., Aparicio, V. A., Chillón, P., Femia, P., Delgado-Fernandez, M., & Ruiz, J. R. (2011). Effectiveness of multidisciplinary therapy on symptomatology and quality of life in women with fibromyalgia. *Clinical and Experimental Rheumatology-Incl Supplements*, *29*(6), S97.

Catley, D., Kaell, A. T., Kirschbaum, C., & Stone, A. A. (2000). A naturalistic evaluation of cortisol secretion in persons with fibromyalgia and rheumatoid arthritis. *Arthritis Care & Research*, *13*(1), 51-61.

Clauw, D. J. (2014). Fibromyalgia: a clinical review. *Jama*, *311*(15), 1547-1555.

Cook, D. B., Nagelkirk, P. R., Poluri, A., Mores, J., & Natelson, B. H. (2006). The influence of aerobic fitness and fibromyalgia on cardiorespiratory and perceptual responses to exercise in patients with chronic fatigue syndrome. *Arthritis & Rheumatism: Official Journal of the American College of Rheumatology*, *54*(10), 3351–3362.

Cooney, G. M., Dwan, K., Greig, C. A., Lawlor, D. A., Rimer, J., Waugh, F. R., McMurdo, M., & Mead, G. E. (2013). Exercise for depression. *Cochrane database of systematic reviews*, *9*.

Córdoba-Torrecilla, S., Aparicio, V. A., Soriano-Maldonado, A., Estévez-López, F., Segura-Jiménez, V., Álvarez-Gallardo, I., Femia, P., &

Delgado-Fernández, M. (2016). Physical fitness is associated with anxiety levels in women with fibromyalgia: The al-Andalus project. *Quality of Life Research, 25*, 1053–1058.

Crofford, L. J. (1998). The hypothalamic-pituitary-adrenal stress axis in fibromyalgia and chronic fatigue syndrome.

Edwards, M. K., & Loprinzi, P. D. (2016). Experimentally increasing sedentary behavior results in increased anxiety in an active young adult population. *Journal of affective disorders, 204*, 166–173.

Epstein, S. A., Kay, G., Clauw, D., Heaton, R., Klein, D., Krupp, L., ... & Zisook, S. (1999). Psychiatric disorders in patients with fibromyalgia: a multicenter investigation. *Psychosomatics, 40*(1), 57-63.

Gerber, M., Lindwall, M., Lindegård, A., Börjesson, M., & Jonsdottir, I. H. (2013). Cardiorespiratory fitness protects against stress-related symptoms of burnout and depression. *Patient education and counseling, 93*(1), 146-152.

Gowans, S. E., Dehueck, A., Voss, S., Silaj, A., & Abbey, S. E. (2004). Six-month and one-year followup of 23 weeks of aerobic exercise for individuals with fibromyalgia. *Arthritis care & research, 51*(6), 890-898.

Gowans, S. E., DeHueck, A., Voss, S., Silaj, A., Abbey, S. E., & Reynolds, W. J. (2001). Effect of a randomized, controlled trial of exercise on mood and physical function in individuals with fibromyalgia. *Arthritis Care & Research: Official Journal of the American College of Rheumatology, 45*(6), 519-529.

Gracely, R. H., Ceko, M., & Bushnell, M. C. (2012). Fibromyalgia and depression. *Pain research and treatment, 2012.*

Guymer, E. K., Maruff, P., & Littlejohn, G. O. (2012). Clinical characteristics of 150 consecutive fibromyalgia patients attending an Australian public hospital clinic. *International Journal of Rheumatic Diseases, 15*(4), 348-357.

Hackshaw, K. V., Plans-Pujolras, M., Rodriguez-Saona, L. E., Moore, M. A., Jackson, E. K., Sforzo, G. A., & Buffington, C. T. (2016). A pilot study of health and wellness coaching for fibromyalgia. *BMC Musculoskeletal Disorders, 17*, 1-9.

Harden, R. N., Song, S., Fasen, J., Saltz, S. L., Nampiaparampil, D., Vo, A., & Revivo, G. (2012). Home-based aerobic conditioning for management of symptoms of fibromyalgia: a pilot study. *Pain medicine*, *13*(6), 835-842.

Häuser, W. (2016). Fibromyalgia syndrome: Basic knowledge, diagnosis and treatment. *Medizinische Monatsschrift fur Pharmazeuten*, *39*(12), 504-511.

Häuser, W., Ablin, J., Fitzcharles, M. A., Littlejohn, G., Luciano, J. V., Usui, C., & Walitt, B. (2015). Fibromyalgia. *Nature reviews Disease primers*, *1*(1), 1-16.

Häuser, W., Klose, P., Langhorst, J., Moradi, B., Steinbach, M., Schiltenwolf, M., & Busch, A. (2010). Efficacy of different types of aerobic exercise in fibromyalgia syndrome: A systematic review and meta-analysis of randomised controlled trials. *Arthritis research & therapy*, *12*(3), 1–14.

Häuser, W., Klose, P., Langhorst, J., Moradi, B., Steinbach, M., Schiltenwolf, M., & Busch, A. (2010). Efficacy of different types of aerobic exercise in fibromyalgia syndrome: a systematic review and meta-analysis of randomised controlled trials. *Arthritis research & therapy*, *12*(3), 1-14.

Herring, M. P., O'Connor, P. J., & Dishman, R. K. (2010). The effect of exercise training on anxiety symptoms among patients: A systematic review. *Archives of internal medicine*, *170*(4), 321–331.

Jiao, J., Russell, I. J., Wang, W., Wang, J., Zhao, Y. Y., & Jiang, Q. (2019). Ba-Duan-Jin alleviates pain and fibromyalgia-related symptoms in patients with fibromyalgia: results of a randomised controlled trial. *Clinical and experimental rheumatology*, *37*(6), 953-962.

Jones, C. J., Rutledge, D. N., & Aquino, J. (2010). Predictors of physical performance and functional ability in people 50+ with and without fibromyalgia. *Journal of aging and physical activity*, *18*(3), 353-368.

Jones, J., Rutledge, D. N., Jones, K. D., Matallana, L., & Rooks, D. S. (2008). Self-assessed physical function levels of women with fibromyalgia: A national survey. *Women's Health Issues*, *18*(5), 406–412.

Jones, K. D., Horak, F. B., Winters-Stone, K., Irvine, J. M., & Bennett, R. M. (2009). Fibromyalgia is associated with impaired balance and falls. *JCR: Journal of Clinical Rheumatology*, *15*(1), 16-21.

Kelley, C., & Loy, D. P. (2008). Comparing the effects of aquatic and land-based exercise on the physiological stress response of women with fibromyalgia. *Therapeutic recreation journal*, *42*(2), 103-118.

Kelley, G. A., & Kelley, K. S. (2011). Exercise improves global well-being in adults with fibromyalgia: confirmation of previous meta-analytic results using a recently developed and novel varying coefficient model. *Clinical and Experimental Rheumatology-Incl Supplements*, *29*(6), S60.

Kelley, G. A., & Kelley, K. S. (2014). Effects of exercise on depressive symptoms in adults with arthritis and other rheumatic disease: a systematic review of meta-analyses. *BMC Musculoskeletal Disorders*, *15*(1), 1-9.

Kessler, R. C., Angermeyer, M., Anthony, J. C., De Graaf, R. O. N., Demyttenaere, K., Gasquet, I., De Girolamo, G., Gluzman, S., Gureje, O. Y. E., & Haro, J. M. (2007). Lifetime prevalence and age-of-onset distributions of mental disorders in the World Health Organization's World Mental Health Survey Initiative. *World psychiatry*, *6*(3), 168.

Kingsley, J. D., Panton, L. B., Toole, T., Sirithienthad, P., Mathis, R., & McMillan, V. (2005). The effects of a 12-week strength-training program on strength and functionality in women with fibromyalgia. *Archives of physical medicine and rehabilitation*, *86*(9), 1713-1721.

Kivelä, K., Elo, S., Kyngäs, H., & Kääriäinen, M. (2014). The effects of health coaching on adult patients with chronic diseases: a systematic review. *Patient education and counseling*, *97*(2), 147-157.

Kop, W. J., Lyden, A., Berlin, A. A., Ambrose, K., Olsen, C., Gracely, R. H., Williams, D. A., & Clauw, D. J. (2005). Ambulatory monitoring of physical activity and symptoms in fibromyalgia and chronic fatigue syndrome. *Arthritis & Rheumatism: Official Journal of the American College of Rheumatology*, *52*(1), 296–303.

Latorre, P. A., Santos, M. A., Heredia-Jiménez, J. M., Delgado-Fernández, M., Soto, V. M., Mañas, A., & Carbonell-Baeza, A. (2013). Effect of a 24-week physical training programme (in water and on land) on pain, functional capacity, body composition and quality of life in women with fibromyalgia. *Clin Exp Rheumatol, 31*(6 Suppl 79), S72-80.

Lazarus, R. S., & Folkman, S. (1984). *Stress, appraisal, and coping.* Springer publishing company.

Macfarlane, G. J., Kronisch, C., Dean, L. E., Atzeni, F., Häuser, W., Fluß, E., ... & Jones, G. T. (2017). EULAR revised recommendations for the management of fibromyalgia. *Annals of the rheumatic diseases, 76*(2), 318-328.

Martin, L., Nutting, A., MacIntosh, B. R., Edworthy, S. M., Butterwick, D., & Cook, J. (1996). An exercise program in the treatment of fibromyalgia. *The Journal of Rheumatology, 23*(6), 1050-1053.

Matta Mello Portugal, E., Cevada, T., Sobral Monteiro-Junior, R., Teixeira Guimarães, T., da Cruz Rubini, E., Lattari, E., ... & Camaz Deslandes, A. (2013). Neuroscience of exercise: from neurobiology mechanisms to mental health. *Neuropsychobiology, 68*(1), 1-14.

Mcdowell, C. P., Cook, D. B., & Herring, M. P. (2017). The effects of exercise training on anxiety in fibromyalgia patients: A meta-analysis. *Medicine & Science in Sports & Exercise, 49*(9), 1868–1876.

Mcloughlin, M. J., Colbert, L. H., Stegner, A. J., & Cook, D. B. (2011). Are women with fibromyalgia less physically active than healthy women? *Medicine and science in sports and exercise, 43*(5), 905.

Murphy, L. B., Sacks, J. J., Brady, T. J., Hootman, J. M., & Chapman, D. P. (2012). Anxiety and depression among US adults with arthritis: Prevalence and correlates. *Arthritis care & research, 64*(7), 968–976.

Nüesch, E., Häuser, W., Bernardy, K., Barth, J., & Jüni, P. (2013). Comparative efficacy of pharmacological and non-pharmacological interventions in fibromyalgia syndrome: network meta-analysis. *Annals of the rheumatic diseases, 72*(6), 955-962.

Ogden, D. (2000). A different approach for treating fibromyalgia clients in the aquatic environment. *Aquatic Therapy Journal, 2*, 19-24.

Park, K. S., Jeong, H. Y., & Kim, Y. H. (2016). The effects of Qi-gong exercise on the health of the elderly-with respect to the physical health status, the fear of falling, balance efficacy, and Hwa-Byung. *Journal of Oriental Neuropsychiatry, 27*(4), 207-214.

Pedersen, B. K., & Saltin, B. (2015). Exercise as medicine–evidence for prescribing exercise as therapy in 26 different chronic diseases. *Scandinavian journal of medicine & science in sports*, *25*, 1–72.

Pedro Ángel, L. R., Campos, M. A. S., Mejía Meza, J. A., Delgado Fernández, M., & Heredia, J. M. (2012). Análise das capacidades físicas de mulheres com fibromialgia segundo o nível de gravidade da enfermidade. *Revista Brasileira de Medicina do Esporte*, *18*, 308-312.

Peluso, M. A. M., & De Andrade, L. H. S. G. (2005). Physical activity and mental health: the association between exercise and mood. *Clinics*, *60*(1), 61-70.

Perrot, S., Vicaut, E., Servant, D., & Ravaud, P. (2011). Prevalence of fibromyalgia in France: a multi-step study research combining national screening and clinical confirmation: The DEFI study (Determination of Epidemiology of FIbromyalgia). *BMC musculoskeletal disorders*, *12*, 1-9.

Petruzzello, S. J., Landers, D. M., Hatfield, B. D., Kubitz, K. A., & Salazar, W. (1991). A meta-analysis on the anxiety-reducing effects of acute and chronic exercise: Outcomes and mechanisms. *Sports medicine*, *11*, 143-182.

Redondo, J. R., Justo, C. M., Moraleda, F. V., Velayos, Y. G., Puche, J. J. O., Zubero, J. R., ... & Pareja, M. Á. V. (2004). Long-term efficacy of therapy in patients with fibromyalgia: a physical exercise-based program and a cognitive-behavioral approach. *Arthritis Care & Research*, *51*(2), 184-192.

Rivera, J., Alegre, C., Ballina, F. J., Carbonell, J., Carmona, L., Castel, B., ... & Vidal, J. (2006). Documento de consenso de la Sociedad Española de Reumatología sobre la fibromialgia. *Reumatología clínica*, *2*, S55-S66.

Rodríguez-Mansilla, J., Mejías-Gil, A., Garrido-Ardila, E. M., Jiménez-Palomares, M., Montanero-Fernández, J., & González-López-Arza, M. V. (2021). Effects of non-pharmacological treatment on pain, flexibility, balance and quality of life in women with fibromyalgia: a randomised clinical trial. *Journal of Clinical Medicine*, *10*(17), 3826.

Romas, J. A., & Sharma, M. (2004). Practical stress management: A comprehensive workbook for managing change and promoting health.

Rooks, D. S., Silverman, C. B., & Kantrowitz, F. G. (2002). The effects of progressive strength training and aerobic exercise on muscle strength and cardiovascular fitness in women with fibromyalgia: a pilot study. *Arthritis Care & Research: Official Journal of the American College of Rheumatology, 47*(1), 22-28.

Rosenbaum, S., Vancampfort, D., Steel, Z., Newby, J., Ward, P. B., & Stubbs, B. (2015). Physical activity in the treatment of post-traumatic stress disorder: A systematic review and meta-analysis. *Psychiatry research, 230*(2), 130–136.

Rossy, L. A., Buckelew, S. P., Dorr, N., Hagglund, K. J., Thayer, J. F., McIntosh, M. J., Hewett, J. E., & Johnson, J. C. (1999). A meta-analysis of fibromyalgia treatment interventions. *Annals of behavioral medicine, 21*(2), 180–191.

Rulleau, T., Planche, L., Etcheverrigaray, F., Dorion, A., Kacki, N., Miot, M., ... & Pluchon, Y. M. (2020). Comparison of patient-led, fibromyalgia-orientated physical activity and a non-specific, standardised 6-month physical activity program on quality of life in individuals with fibromyalgia: a protocol for a randomised controlled trial. *Trials, 21*, 1-11.

Saltskår Jentoft, E., Grimstvedt Kvalvik, A., & Marit Mengshoel, A. (2001). Effects of pool-based and land-based aerobic exercise on women with fibromyalgia/chronic widespread muscle pain. *Arthritis Care & Research: Official Journal of the American College of Rheumatology, 45*(1), 42-47.

Santos, E. B. D., Quintans Junior, L. J., Fraga, B. P., Macieira, J. C., & Bonjardim, L. R. (2012). An evaluation of anxiety and depression symptoms in fibromyalgia. *Revista da Escola de Enfermagem da USP, 46*, 590-596.

Sener, U., Ucok, K., Ulasli, A. M., Genc, A., Karabacak, H., Coban, N. F., ... & Cevik, H. (2016). Evaluation of health-related physical fitness parameters and association analysis with depression, anxiety, and quality of life in patients with fibromyalgia. *International journal of rheumatic diseases, 19*(8), 763-772.

Sherbourne, C. D., Hays, R. D., Ordway, L., DiMatteo, M. R., & Kravitz, R. L. (1992). Antecedents of adherence to medical recommendations: Results from the Medical Outcomes Study. *Journal of behavioral medicine, 15*(5), 447–468.

Sicras-Mainar, A., Rejas, J., Navarro, R., Blanca, M., Morcillo, Á., Larios, R., ... & Villarroya, C. (2009). Treating patients with fibromyalgia in primary care settings under routine medical practice: a claim database cost and burden of illness study. *Arthritis research & therapy*, *11*, 1-14.

Soriano-Maldonado, A., Estévez-López, F., Segura-Jimenez, V., Aparicio, V. A., Alvarez-Gallardo, I. C., Herrador-Colmenero, M., ... & al-Ándalus Project. (2016). Association of physical fitness with depression in women with fibromyalgia. *Pain Medicine*, *17*(8), 1542-1552.

Soriano-Maldonado, A., Henriksen, M., Segura-Jiménez, V., Aparicio, V. A., Carbonell-Baeza, A., Delgado-Fernández, M., ... & Ruiz, J. R. (2015). Association of physical fitness with fibromyalgia severity in women: the al-Ándalus project. *Archives of Physical Medicine and Rehabilitation*, *96*(9), 1599-1605.

Soriano-Maldonado, A., Ruiz, J. R., Aparicio, V. A., Estévez-López, F., Segura-Jiménez, V., Álvarez-Gallardo, I. C., ... & Ortega, F. B. (2015). Association of physical fitness with pain in women with fibromyalgia: the al-andalus project. *Arthritis care & research*, *67*(11), 1561-1570.

Stubbs, B., Koyanagi, A., Hallgren, M., Firth, J., Richards, J., Schuch, F., Rosenbaum, S., Mugisha, J., Veronese, N., & Lahti, J. (2017). Physical activity and anxiety: A perspective from the World Health Survey. *Journal of affective disorders*, *208*, 545–552.

Stubbs, B., Vancampfort, D., Rosenbaum, S., Firth, J., Cosco, T., Veronese, N., Salum, G. A., & Schuch, F. B. (2017). An examination of the anxiolytic effects of exercise for people with anxiety and stress-related disorders: A meta-analysis. *Psychiatry research*, *249*, 102–108.

Sui, X., Laditka, J. N., Church, T. S., Hardin, J. W., Chase, N., Davis, K., & Blair, S. N. (2009). Prospective study of cardiorespiratory fitness and depressive symptoms in women and men. *Journal of psychiatric research*, *43*(5), 546-552.

Thieme, K., Turk, D. C., & Flor, H. (2004). Comorbid depression and anxiety in fibromyalgia syndrome: relationship to somatic and psychosocial variables. *Psychosomatic medicine*, *66*(6), 837-844.

Thomas, J., Thirlaway, K., Bowes, N., & Meyers, R. (2020). Effects of combining physical activity with psychotherapy on mental health and well-being: A systematic review. *Journal of Affective Disorders, 265*, 475–485.

Tomas-Carus, P., Gusi, N., Häkkinen, A., Häkkinen, K., Leal, A., & Ortega-Alonso, A. (2008). Eight months of physical training in warm water improves physical and mental health in women with fibromyalgia: a randomized controlled trial. *Journal of rehabilitation medicine, 40*(4), 248-252.

Vierck Jr, C. J. (2006). Mechanisms underlying development of spatially distributed chronic pain (fibromyalgia). *Pain, 124*(3), 242-263.

Vural, M., Berkol, T. D., Erdogdu, Z., Pekedis, K., Kuçukserat, B., & Aksoy, C. (2014). Evaluation of the effectiveness of an aerobic exercise program and the personality characteristics of patients with fibromyalgia syndrome: A pilot study. *Journal of physical therapy science, 26*(10), 1561–1565.

Wolfe, F., Clauw, D. J., Fitzcharles, M. A., Goldenberg, D. L., Häuser, W., Katz, R. L., ... & Walitt, B. (2016, December). 2016 Revisions to the 2010/2011 fibromyalgia diagnostic criteria. In *Seminars in arthritis and rheumatism* (Vol. 46, No. 3, pp. 319-329). WB Saunders.

Yang, K. H., Kim, Y. H., & Lee, M. S. (2005). Efficacy of Qi-therapy (external Qigong) for elderly people with chronic pain. *International journal of neuroscience, 115*(7), 949-963.

Capitolo IV
PROTOCOLLI DI ESERCIZIO SPECIFICI PER LA SINDROME FIBROMIALGICA
di G. Greco, V. Pugliese, F. Festa, F. Fischetti

4.1 Protocolli di attività aerobica

Le persone affette da fibromialgia (FM) sono spesso intolleranti all'attività fisica e tendono ad avere uno stile di vita sedentario che aumenta i rischi di ulteriore morbilità (Raftery et al., 2009). L'esercizio fisico è una parte importante della gestione della FM perché gli individui affetti da FM sono spesso decondizionati da una scarsa forma fisica, resistenza cardiovascolare (Turk, 2020), forza muscolare e resistenza muscolare (Bennett & Walczyk, 1998).

Non è chiaro se il decondizionamento fisico abbia un ruolo nel percorso causale della FM, ma diversi studi hanno dimostrato che gli individui con FM possono eseguire diversi tipi di esercizio (Carville et al., 2008). L'esercizio fisico regolare è un fattore importante nel contrastare la perdita di massa muscolare, ossea e di indipendenza funzionale legata all'età per la popolazione generale; pertanto, gli individui affetti da FM possono migliorare la loro salute generale e moderare i rischi associati ad altre condizioni croniche seguendo un programma di esercizi (Rooks, 2008).

Nelle diverse tipologie di attività che possono essere proposte ai soggetti con FM si può andare sicuramente ad introdurre l'allenamento aerobico, di cui abbiamo nei precedenti capitoli analizzato la definizione data dalle linee guida dell'American College of Sports Medicine (ACSM, 2013).

La fisiopatologia della FM comprende cambiamenti nella struttura e nella funzione cerebrale e neurale, fisiologia muscolare, fattori ormonali, neurotrasmettitori, trasmettitori neuroendocrini, marcatori infiammatori e influenze genetiche, con conseguente esperienza aumentata e ridotta inibizione del dolore e di altre sensazioni (Schmidt-Wilcke & Clauw, 2011). Le anomalie muscolari che possono provocare debolezza, affaticamento e dolore muscolare per gli individui con FM comprendono riduzioni delle fibre di tipo II, metabolismo muscolare anormale, eccessiva co-contrazione agonista-antagonista, livelli ridotti di adenosina trifosfato e danni alle fibre nervose (Park et al., 2000). I disturbi dell'umore e le comorbidità psichiatriche, anch'essi associati alla FM, sono collegati a risposte disturbate di adattamento allo stress dovute ad anomalie dell'asse ipotalamo-ipofisi e alle interazioni tra meccanismi biologici, psicologici e comportamentali (Jahan et al., 2012).

Le strategie efficaci di trattamento e gestione della FM consistono in terapie non farmacologiche come l'esercizio fisico (Nuesch et al., 2013). È noto che l'esercizio fisico, principalmente quello aerobico, aumenta la sensazione di "energia" e migliora la qualità della vita e la funzione cognitiva (Garber et al., 2011). L'esercizio fisico regolare può anche migliorare le esperienze di ansia, depressione e dolore e può migliorare la qualità del sonno (Klaperski et al., 2014).

L'esercizio aerobico altera i neurotrasmettitori, i neuromodulatori, la chimica del cervello e la funzione ipotalamo-ipofisaria (Lopresti et al., 2013). Questi elementi sono coinvolti nella funzione cerebrale e il loro miglioramento attraverso l'esercizio può portare a un miglioramento della sensazione di energia, a un miglioramento dell'umore e a una riduzione dello stress, dell'ansia e della depressione (Moylan et al., 2013). Con l'esercizio aerobico, l'ipotalamo rilascia maggiori livelli di neurotrasmettitori, comprese le endorfine (Barclay et al., 2014). Questo aumento del rilascio di endorfine si traduce in una diminuzione della sensazione di dolore e in un miglioramento degli stati dell'umore e della qualità del sonno (Yang et al., 2012). L'esercizio fisico può contribuire alla riduzione del dolore migliorando la risposta fisiologica ai microtraumi muscolari attraverso una maggiore resilienza, riparazione e conseguente adattamento (McLoughlin et al., 2011). L'esercizio aerobico porta anche a una riduzione dell'infiammazione e dello stress ossidativo nel corpo, che si traduce in una riduzione delle risposte all'ansia e allo stress (Moylan et al., 2013). Nel complesso, l'esercizio aerobico può contribuire a migliorare la fisiologia, che può attenuare le alterazioni associate alla FM.

L'esercizio aerobico è stato riconosciuto come benefico per la salute generale e per la prevenzione/gestione delle patologie croniche da oltre 50 anni (Garber et al., 2011). Prove crescenti hanno dimostrato i benefici dell'esercizio aerobico come trattamento per condizioni croniche, inclusa la FM (Nunan et al., 2013). L'esercizio aerobico è la forma di esercizio più facilmente accessibile e più comunemente riconosciuta, il che lo rende una ragionevole raccomandazione e strategia di trattamento (Eyler et al., 2003). Si può definire l'esercizio aerobico (ad esempio, ciclismo, camminata) come un'attività fisica dinamica eseguita utilizzando grandi gruppi muscolari e movimenti ritmici che aumentano la frequenza cardiaca e la frequenza respiratoria al di sopra dei livelli di riposo fino a livelli sub massimali per un periodo prolungato (Donatelle & Kolen-Thompson, 2015).

Protocolli di esercizi aerobici per soggetti fibromialgici possono prevedere una durata variabile tra le 20 e le 24 settimane, con una frequenza fra le due e le tre volte a settimana, dove il tempo medio di intervento è di 35 minuti (minimo-massimo: da 20 a 60 minuti); l'attività predominante può essere la camminata (al chiuso o all'aperto), in alcuni casi può essere accompagnata da movimenti della parte superiore del corpo o con una progressione verso la corsa. Altre modalità di esercizio aerobico possono includere attività su una cyclette, attività aerobiche a basso impatto con musica, movimenti ritmici dei muscoli della parte inferiore del corpo (Bidonde et al., 2017).

Possiamo andare ad elencare alcuni esempi di protocolli di attività aerobica per soggetti fibromialgici utilizzati in diversi studi, andandone a distinguere per ciascuno frequenza, durata, intensità e modalità di esercizi proposti:

- **PROTOCOLLO 1** (Fontaine et al., 2011)
  Frequenza: 5-7 volte a settimana per 12 settimane

Durata: 60 minuti

Intensità: Moderata

Modalità: Camminata, integrata con altre forme di attività fisica come andare a svolgere attività domestiche (giardinaggio, passare l'aspirapolvere) o attività sportive (ciclismo, nuoto).

- **PROTOCOLLO 2** (Kayo et al., 2011)

  Frequenza: 3 volte a settimana per 16 settimane

  Durata: 60 minuti (con attivazione (warm up) e stretching da 5-10 minuti e defaticamento da 5 minuti)

  Intensità: crescente nelle settimane, da moderata a vigorosa (dal 40/50% al 60/70% FCmax)

  Modalità: camminata supervisionata al chiuso o all'aperto monitorata con un cardiofrequenzimetro.

- **PROTOCOLLO 3** (King et al., 2002)

  Frequenza: 3 volte a settimana per 12 settimane

  Durata: inizialmente da 10 a 15 minuti per poi proseguire fino a 20-40 minuti

  Intensità: da leggera a moderata (60-75% FCmax)

  Modalità: camminata aerobica a basso impatto.

- **PROTOCOLLO 4 Nordic walking** (Mannerkorpi et al., 2010)

Frequenza: 2 volte a settimana per 15 settimane

Durata: 20 minuti

Intensità: 10 minuti leggera (RPE 9-11), intervallo di 2 minuti da moderato a vigoroso (RPE 13-15) alternato a 2 minuti leggero (RPE 10-11)

Modalità: camminata in parchi e boschi con zone pianeggianti e colline.

- **PROTOCOLLO 5** (Ramsay et al., 2000)

  Frequenza: 1 volta a settimana per 12 settimane

  Durata: 60 minuti

  Intensità: da leggera a moderata

  Modalità: esercizi a circuito che prevedevano STEP-UP, partendo da seduti e progredendo con l'esecuzione in piedi, saltando, jogging sul posto, piegamenti laterali alternati, circling arms con pesi crescenti.

- **PROTOCOLLO 6** (Schachter et al., 2003)

  Frequenza: da 3 a 5 volte a settimana per 16 settimane

  Durata: da 10 a 30 minuti

  Intensità: da moderata alla prima settimana (40/50% FCmax) a vigorosa dalla decima settimana (65/75% FCmax)

  Modalità: programma casalingo di aerobica a basso impatto con istruttore videoregistrato e musica, movimenti ritmici dei muscoli della parte inferiore del corpo.

- **PROTOCOLLO 7** (Sencan et al., 2004)

  Frequenza: 3 volte a settimana per 6 settimane

  Durata: 40 minuti

  Intensità: Moderata

  Modalità: esercizio aerobico su cicloergometro

- **PROTOCOLLO 8** (Mengshoel et al., 1992)

  Frequenza: 2 volte a settimana per 20 settimane

  Durata: 60 minuti

  Intensità: Da moderata a vigorosa

  Modalità: Danza aerobica con esercizi per gli arti superiori eseguiti ad intervalli con periodi di riposo, modificati per prevenire dolore, affaticamento e lavoro muscolare statico.

Infine, vi sono alcune indicazioni di protocollo AFA emanate in Italia, in particolare dal servizio sanitario della regione Toscana. Questo protocollo afferma che l'esercizio da eseguire sia quello aerobico a intensità tale da essere capaci di poter parlare senza difficoltà e interruzioni durante lo svolgimento delle attività. Inoltre, bisognerebbe lavorare sempre sotto la soglia del dolore percepito; l'aumento del dolore e della stanchezza inizialmente diminuiscono con il proseguo dello stesso e possono essere evitati introducendo pause nella singola seduta. Alla fine dell'esercizio il paziente deve sentirsi come "se avesse potuto fare di più" ovvero non deve arrivare alla sensazione di "esaurimento" delle proprie energie. Quindi, il lavoro proposto non deve richiedere un dispendio energetico eccessivo ed occorre adattare il ritmo dell'attività alle capacità evidenziate dal soggetto. Gli esercizi devono sempre essere eseguiti in sicurezza al fine di prevenire incidenti o disagi durante la lezione, anche di ordine psicologico.

Una struttura tipica di sessione di allenamento aerobico per i soggetti con FM viene mostrata nella Tabella 4.1 (Häuser et al., 2010).

Tabella 4.1. Esempio di sessione di allenamento aerobico per soggetti con fibromialgia.

N. esercizio	Descrizione esercizi	Durata	Materiale
1. ATTIVAZIONE (WARM UP)			
1	Cammino a vario ritmo e direzione oppure marcia sul posto	2-3 minuti	Sedie idonee, parallele o spalliere/sbarra per sostenersi
2	Mobilizzazione delle articolazioni della caviglia (flesso-estensione, circonduzione), del ginocchio e dell'anca (flesso-estensione, ab-adduzione, circonduzione) Mobilizzazione delle spalle (flesso-estensione, ab-adduzione, circonduzione), del gomito e polso (flesso-estensione, circonduzione)	7-8 minuti	Sedie idonee, parallele o spalliere/sbarra per sostenersi
3	Mobilizzazione del rachide lombare e cervico-dorsale, bacino	2 minuti	Sedie idonee, tappetini
4	Esercizio di respirazione e percezione corporea	2 minuti	Sedie idonee, tappetini

	2. ATTIVITÁ AEROBICA (ARTI SUPERIORI)		
5	Esercizi attivi per il cingolo scapolare: pettorali, gran dorsale, romboidi	3 minuti	Fasce elastiche, pesi/cavigliere, bastoni
6	Esercizi attivi muscoli scapolo-omerali: gran rotondo, sovra e sottospinato, sottoscapolare e deltoide	4 minuti	Fasce elastiche, pesi/cavigliere, bastoni
7	Esercizi attivi per il gomito: bicipite e tricipite brachiale	2 minuti	Fasce elastiche, pesi/cavigliere, bastoni
8	Esercizi attivi per l'avambraccio e mano: prono-supinazione dell'avambraccio, apertura e chiusura delle dita	2 minuti	Fasce elastiche, pesi/cavigliere, bastoni
9	Stretching arti superiori	2 minuti	Sedie idonee, tappetini
	2. ATTIVITÁ AEROBICA (ARTI INFERIORI)		
10	Esercizi attivi di flesso-estensione ed abduzione d'anca, con attenzione alla tenuta degli addominali	4 minuti	Fasce elastiche, cavigliere
11	Esercizi di rinforzo del tricipite surale, del quadricipite femorale, degli ischiocrurali	4 minuti	Fasce elastiche, cavigliere, palle
12	Esercizi propriocettivi ginocchio e caviglia	3 minuti	Fasce elastiche, cavigliere, palle
13	Cammino con andature varie	3 minuti	
14	Stretching degli arti inferiori	1 minuto	Sedie idonee, tappetini
	3. DEFATICAMENTO		
15	Tecniche di rilassamento abbinato alla respirazione, auto-massaggio dei principali tender points	7-8 minuti	Sedie idonee, tappetini
16	Auto-correzione della postura con tecniche di percezione del corpo	6-7 minuti	Sedie idonee, tappetini

4.2 L'allenamento della forza

La maggior parte delle ricerche che esaminano gli interventi di attività fisica eseguiti su persone con FM si sono concentrati sul miglioramento dei livelli di fitness cardiorespiratorio (Saltskår Jentoft et al., 2001). L'idea di utilizzare l'allenamento della forza per alleviare la sintomatologia risulta essere nata in tempi più recenti rispetto ai protocolli aerobici, ed è probabilmente per questo motivo un tipo di intervento molto meno utilizzato, soprattutto in passato (Clark et al., 2001). L' allenamento della forza è stato trascurato come trattamento iniziale per la FM perché in passato si pensava che la FM fosse una causa diretta di trauma muscolare e che l'allenamento della forza avrebbe esacerbato la condizione di dolore cronico e danno muscolare (Clark et al., 2001). Sebbene la ricerca sugli effetti dell'allenamento della forza nei soggetti con FM sia limitata, alcuni studi hanno mostrato miglioramenti nella forza (Rooks et al., 2002), diminuzioni del punteggio mialgico totale (Martin et al., 1996) e diminuzione dell'impatto della FM sulla vita di tutti i giorni (Rooks et al., 2002). In effetti, il decondizionamento fisico associato alla patologia porta ad un aumento dell'ischemia muscolare, aumentando la sensibilizzazione periferica e contribuendo così alla sensibilizzazione centrale (Bennett, 1999).

Sebbene l'eziologia precisa della FM non sia nota, si ritiene che questo decondizionamento fisico contribuisca allo sviluppo della FM (Busch et al., 1996). La ricerca attuale, da questo punto di vista, suggerisce che l'allenamento della forza può rallentare il ciclo di decondizionamento e consentire ai pazienti con FM di condurre una vita più "normale"(Jones et al., 2002).

È stato riportato che la forza muscolare nelle donne con FM è ridotta in media del 39% rispetto alle donne sane (Maquet et al., 2002).

Possibili spiegazioni fisiologiche per la riduzione della forza includono cambiamenti strutturali nelle fibre muscolari (Bengtsson, 2002), meccanismi di controllo neuromuscolare alterati (Gerdle et al., 2010), compromissione della circolazione sanguigna (Elvin et al., 2006) e disturbi nella regolazione della crescita e del metabolismo energetico (Bennett, 2002). Sebbene sia noto che il decondizionamento muscolare aumenti la suscettibilità ai microtraumi legati allo sforzo meccanico durante le attività fisiche (Bennett, 1993), pochi studi hanno valutato gli effetti dell'esercizio progettato per migliorare la forza muscolare in FM (Busch et al., 1996). Tuttavia, sono stati documentati effetti promettenti dell'esercizio di forza muscolare sullo stato di salute e sul dolore, ma la scarsità di studi implica una bassa qualità delle prove (Busch et al., 1996). Una possibile ragione per la scarsità di studi che valutano gli effetti dell'esercizio di forza nella FM è il rischio di aumento del dolore durante la contrazione muscolare isometrica (Staud et al., 2005). Tuttavia, il dolore indotto dall'esercizio potrebbe essere evitato introducendo gradualmente carichi più pesanti (Kristensen & Franklyn-Miller, 2012).

Tra gli allenamenti di forza ci sono gli esercizi definiti "contro-resistenza", altrimenti detti di "resistance training", ovvero quegli allenamento che prevedono il sollevamento del proprio peso corporeo o dei pesi, o l'utilizzo di macchine o elastici che forniscono resistenza al movimento (Busch et al., 1996). L'allenamento contro-resistenza presenta numerosi benefici compresa la forza muscolare aumentata, la resistenza del muscolo e la potenza del muscolo in individui sani per tutta la durata della vita (Faigenbaum et al., 2009).

L'allenamento contro-resistenza può essere particolarmente importante per proteggere gli individui dalla perdita di massa magra e dalle conseguenti menomazioni e limitazioni dell'attività che si verificano con l'invecchiamento (Chodzko-Zajko et al., 2009). Inoltre, parametri come l'equilibrio, la coordinazione, la velocità e l'agilità possono anche essere migliorati con questa forma di allenamento (Asikainen et al., 2004). I parametri del carico di questo tipo di allenamenti, come l'intensità e la durata, necessari per produrre adattamenti, dipendono da una varietà di fattori, tra cui il livello di forma fisica dell'individuo che inizia un intervento di allenamento contro-resistenza e l'adattamento desiderato.

In genere, gli adattamenti neuromuscolari all'allenamento contro-resistenza sono evidenti entro 12 settimane o meno nei principianti sani. Man mano che il corpo si adatta a un determinato stimolo è necessario un aumento dello stimolo per ulteriori adattamenti e miglioramenti. Pertanto, se il carico o il volume non vengono aumentati nel tempo, i progressi saranno limitati. Il carico di resistenza può essere applicato utilizzando vari tipi di attrezzature (pesi liberi, elastici/tubi, macchine per pesi), o semplicemente utilizzando il peso di uno o più segmenti del corpo contro la gravità per fornire resistenza.

L'allenamento per migliorare la forza massima (cioè la capacità di generare la massima tensione possibile contro una resistenza esterna) prevede la prescrizione di carichi meno elevati cioè dal 60% al 70% di una ripetizione massimale (1RM) per i principianti e dall'80% al 100% di 1 RM per gli individui più avanzati; mentre si consigliano un numero di ripetizioni più elevato (da 8 a 12 ripetizioni) per i principianti e meno ripetizioni (sei ripetizioni o meno) per gli individui allenati (Garber et al., 2011).

Invece, per migliorare la resistenza muscolare (cioè, la capacità di produrre forza/tensione protratta nel tempo), l'allenamento prevede carichi relativamente leggeri (dal 40% al 60% di 1 RM) e ripetizioni maggiori (15 o più). L'allenamento per migliorare la potenza muscolare (cioè la capacità di produrre forza rapidamente) prevede l'esercizio con carichi da leggeri a moderati (60% o meno di 1 RM) da una a sei ripetizioni con velocità di movimento elevate (Busch et al., 1996).

Successivamente vengono riportati alcuni esempi di protocolli di allenamento di forza, utilizzati in alcuni degli studi di maggiore rilevanza:

- **PROTOCOLLO 1** (Bircan et al., 2008)

    Frequenza: 3 volte a settimana per 8 settimane

    Durata: 40 minuti

    Intensità: moderata

    Modalità: corpo libero in posizione eretta, seduti o sdraiati per i muscoli degli arti superiori, inferiori e del tronco.

- **PROTOCOLLO 2** (Häkkinen et al., 2001)

    Frequenza: 2 volte a settimana per 21 settimane

    Durata: 60 minuti

    Intensità: progressiva da moderata a intensa (15-20 ripetizioni al 40-60% di 1 RM progredendo verso 5-10 ripetizioni al 70-80% di 1 RM)

    Modalità: 6-8 esercizi dinamici per gli arti superiori, inferiori e per il tronco.

- **PROTOCOLLO 3** (Jones et al., 2002)

    Frequenza: 2 volte a settimana per 12 settimane

    Durata: 60 minuti

    Intensità: progredita da 4 a 12 ripetizioni

    Modalità: esercizi supervisionati per gli arti inferiori, superiori e per il tronco a corpo libero o con elastici andando a minimizzare il lavoro eccentrico.

- **PROTOCOLLO 4** (Kayo et al., 2012)

Frequenza: 3 volte a settimana per 16 settimane

Durata: 60 minuti

Intensità: 4 su scala RPE da 0 a 10, con carico e intensità dell'esercizio aumentati ogni 2 settimane; il carico di allenamento è adattato individualmente e sistematicamente ogni volta che il partecipante ha eseguito più di 15 ripetizioni con successo

Modalità: protocollo di esercizi supervisionati composti da undici esercizi per gli arti superiori inferiori e i muscoli del tronco, a corpo libero, in posizione eretta, da seduti o sdraiati.

- **PROTOCOLLO 5** (Valkeinen et al., 2004)

    Frequenza: 2 volte a settimana per 21 settimane

    Durata: 60-90 minuti

    Intensità: da leggera ad alta, da 3 serie da 15-20 ripetizioni al 40-60% 1 RM a 3-5 serie da 5-10 ripetizioni al 70-80% 1RM

    Modalità: esercizi dinamici per gli estensori del ginocchio più 5-6 esercizi per gli altri principali gruppi muscolari.

4.3 Protocolli di allenamento per la flessibilità e mobilità articolare

Molte persone affette da FM esitano a intraprendere attività fisica a causa del timore di un'esacerbazione dei sintomi in seguito all'esercizio, aumentando così potenzialmente il rischio di ulteriori comorbidità (Nijs et al., 2013). Gli individui con FM spesso sperimentano malattie in comorbidità, tra cui condizioni muscoloscheletriche, disturbi cardiovascolari, disturbi endocrinologici, spondilosi/disturbi del disco intervertebrale e altri problemi alla schiena, sindrome dell'intestino irritabile, cistite interstiziale/sindrome della vescica dolorosa, dolore pelvico cronico, disturbo dell'articolazione temporo-mandibolare, depressione, ansia e altri disturbi psichiatrici. (Ghavidel-Parsa et al., 2015).

L'allenamento fisico è ora riconosciuto come la pietra miliare delle strategie di trattamento e gestione della FM in quanto rappresenta la prova più forte disponibile. I trattamenti non farmacologici, in particolare l'allenamento fisico, sono raccomandati come prima opzione di trattamento per la FM (Macfarlane et al., 2017). Le raccomandazioni per il trattamento della FM includono allenamenti personalizzati su misura per le capacità fisiche di una persona e il livello di condizionamento negli esercizi apprezzati o preferiti dall'individuo (Fitzcharles et al., 2013).

L'allenamento con esercizi di flessibilità è un tipo di esercizio che si concentra sul miglioramento o sul mantenimento dell'ampiezza di movimento dei muscoli e delle strutture articolari mantenendo o allungando il corpo in posizioni specifiche (ACSM, 2013). L'ampiezza del movimento articolare è un'importante caratteristica fisica che influenza la capacità di svolgere le attività della vita quotidiana (Mulholland & Wyss, 2001). Gli esercizi di allungamento muscolare aumentano la lunghezza del muscolo (o del gruppo muscolare) oltre quanto verrebbe normalmente utilizzato nella normale attività. Ciò può migliorare l'ampiezza di movimento in appena 10 sessioni con un programma intensivo (Guissard & Duchateau, 2004).

Diversi tipi di esercizi di stretching possono migliorare la gamma di movimento; i metodi balistici utilizzano lo slancio del segmento del corpo in movimento per produrre l'allungamento, questo è comunemente usato come fase di attivazione o warm up (Woolstenhulme et al., 2006).

Lo stretching dinamico o con movimento lento comporta una transizione graduale da una posizione del corpo a un'altra, con un progressivo aumento della portata e dell'ampiezza del movimento man mano che il movimento viene ripetuto più volte (McMillian et al, 2006).

Lo stretching statico comporta l'allungamento lento di un gruppo muscolo-tendineo mantenendo la posizione per un periodo che varia dai 10 ai 30 secondi per i giovani e dai 30 ai 60 secondi per gli anziani (Decoster et al., 2005). Lo stretching statico può essere attivo o passivo (Winters et al., 2004); lo stretching statico attivo prevede il mantenimento della posizione di allungamento sfruttando la forza del muscolo agonista. Nello stretching statico passivo si assume una posizione mentre si tiene un arto o un'altra parte del corpo con o senza l'assistenza di un partner o di un dispositivo. Lo stretching statico, ovvero il mantenimento del punto di tensione o di leggero disagio, è la modalità di stretching più comunemente utilizzata (Kay et al., 2015). I metodi di facilitazione neuromuscolare propriocettiva (PNF) assumono diverse forme ma tipicamente comportano una contrazione isometrica del gruppo muscolo-tendineo selezionato seguita da uno stretching statico dello stesso gruppo e richiedono l'assistenza di un partner (Rees et al., 2007). La facilitazione neuromuscolare propriocettiva produce regolarmente maggiori incrementi nell'ampiezza del movimento, tuttavia può essere problematica, poiché l'esecuzione di queste contrazioni può essere dolorosa e indurre danni muscolari (Kay et al., 2015).

Bassi livelli di flessibilità sono stati associati a problemi posturali, dolore, lesioni, diminuzione della vascolarizzazione locale e aumento delle tensioni neuromuscolari (Dos Santos Coelho, 2008). Infatti, i programmi di allenamento alla flessibilità sono stati utilizzati per migliorare il benessere di una persona e come strumento per la gestione dei sintomi in diverse popolazioni cliniche come quelle con disturbi depressivi maggiori (Ambrose & Golightly, 2015).

L'obiettivo principale dell'allenamento per la flessibilità è solitamente quello di migliorare o mantenere l'ampiezza di movimento nei principali gruppi muscolo-tendinei in conformità con obiettivi individualizzati (ACSM, 2013). L'allenamento per la flessibilità migliora la stabilità posturale e l'equilibrio (Costa et al.,

2009), la funzione fisica, l'ampiezza del movimento e la forza muscolare (Jones et al., 2006).

L'allenamento di flessibilità riduce i sintomi della FM come il dolore (Valencia 2009), rigidità muscolare (Chen et al., 2011), affaticamento e fattori psicologici come ansia e depressione (Lanuez et al., 2011). Si può ipotizzare che un migliore allenamento per la flessibilità potrebbe anche migliorare la capacità auto percepita di svolgere attività della vita quotidiana, e quindi migliorare fattori psicosociali come i sintomi depressivi (Soriano-Maldonado et al., 2016) e l'interazione sociale, che sono legati alla salute mentale e all'umore (Peluso & De Andrade, 2005). L'allenamento per la flessibilità può quindi essere utile sia per il miglioramento della forma fisica che per il controllo dei sintomi. Poiché è stato dimostrato che la rigidità e la ridotta gamma di movimento riducono la qualità della vita correlata alla salute negli individui con FM, l'allenamento per la flessibilità può contribuire a ridurre queste difficoltà fisiche migliorando così la qualità della vita dei soggetti fibromialgici (Valencia et al., 2009).

Gli esercizi di flessibilità sono consigliati al grande pubblico come metodo per aumentare o mantenere l'ampiezza di movimento delle principali articolazioni del corpo (come spalle, anche, ginocchia, caviglie, schiena, collo) al fine di mantenere o migliorare la condizione fisica generale (ACSM, 2013). Poiché incorporare l'esercizio fisico nella propria routine quotidiana non è uno sforzo da poco, è responsabilità dei medici e dei ricercatori identificare se l'allenamento per la flessibilità dovrebbe essere intrapreso sia per migliorare che per mantenere la funzionalità fisica nei soggetti affetti da FM; l'allenamento con esercizi di flessibilità è comunemente raccomandato in individui affetti da FM per i suoi effetti sui sintomi della malattia e in generale sulla qualità della vita correlata alla salute dei pazienti (Kim et al., 1996).

Sono diversi i protocolli di allenamento che nei diversi studi includono esercizi per la flessibilità dei soggetti fibromialgici:

- **PROTOCOLLO 1** (Altan et al., 2009)
  Frequenza: 3 volte a settimana per 12 settimane
  Durata: 60 minuti
  Intensità: Moderata
  Modalità: nove moduli riguardanti l'educazione posturale, cercare la posizione neutra, gli esercizi da seduti, gli "esercizi antalgici" e l'educazione alla respirazione. Sono stati utilizzati come resistenza per gli esercizi fasce elastiche o palle da Pilates; sono stati inclusi negli esercizi resistenza e stabilizzazione, flessibilità e ampiezza del movimento, corretto allineamento corporeo, equilibrio, coordinazione e consapevolezza corporea.

- **PROTOCOLLO 2** (Amanollahi et al., 2013)
  Frequenza: 3 volte a settimana per 4 settimane
  Durata: 40 minuti

Intensità: da leggera a moderata

Modalità: stretching statico e senza carico con tre ripetizioni da 30 secondi a carico della muscolatura delle scapole, paraspinale, muscoli del collo e della parte lombare della schiena, muscoli posteriori della coscia e del polpaccio.

- **PROTOCOLLO 3** (Assumpcao et al., 2017)

  Frequenza: 2 volte a settimana per 12 settimane

  Durata: 40 minuti

  Intensità: nelle fasi iniziali 3 ripetizioni, dalla quinta settimana 4 ripetizioni, dalla nona settimana 5 ripetizioni

  Modalità: esercizi di rilassamento/stretching a casa mantenendo la posizione per 30 secondi, principalmente sui muscoli tricipite surale, gluteo, ischiotibiale, paravertebrale, latissimus dorsi, adduttore dell'anca e pettorale.

- **PROTOCOLLO 4** (Bressan et al., 2008)

  Frequenza: 1 volta a settimana per 8 settimane

  Durata: 40-45 minuti con 5 ripetizioni da 30 secondi di permanenza

  Intensità: moderata

  Modalità: allungamenti statici del tricipite surale, ischiotibiale, gluteo, paravertebrale, pettorale, trapezio e muscoli respiratori.

- **PROTOCOLLO 5** (Matsutani et al., 2012)

Frequenza: 1 volta a settimana per 8 settimane
Durata: 45 minuti
Intensità: leggera
Modalità: allungamenti statici tenuti per 30 secondi, ripetuti per 4 volte con 30 secondi di riposo, progredendo da esercizi da sdraiati, a seduti e in piedi, eretti o in flessione, in tutti gli esercizi sono stati enfatizzati la respirazione e l'allineamento posturale, utilizzando come ausilio uno specchio per una migliore percezione dei movimenti.

- **PROTOCOLLO 6** (Calandre et al., 2009)
  Frequenza: 3 volte a settimana per 6 settimane
  Durata: 60 minuti con 10 minuti di warm-up, 40 minuti di parte centrale e 10 minuti di defaticamento
  Intensità: Dipendente dallo stato del partecipante preso in considerazione: migliore stato fisico maggiore intensità e viceversa
  Modalità: Esercizi di stretching attivo in acqua, utilizzando un bastone di legno. Allungamenti della muscolatura del tronco, degli atri superiori e inferiori.

- **PROTOCOLLO 7** (Valim et al., 2003)
  Frequenza: 3 volte a settimana per 20 settimane
  Durata: 45 minuti

Intensità: 30 secondi di allungamento per ogni posizione, in massimo allungamento

Modalità: 17 esercizi diversi di stretching che determinavano l'utilizzo di muscoli e articolazioni generali, inclusi cervicale e delle estremità del corpo

4.4 L'allenamento di tipo combinato o multicomponente

Dopo aver analizzato i singoli tipi di protocolli, possiamo identificarne alcuni che fanno rifermento ad allenamenti di tipo "combinato" (o combined training), ovvero una serie di allenamenti basati sull'alternanza programmata di più attività, elemento utile a combattere la monotonia dell'allenamento e apportare numerosi benefici alla preparazione fisica generale; si tratta di esercitazioni che potrebbero più comunemente essere definite come miste. I programmi di allenamento con esercizi misti possono identificarsi quindi con quei protocolli che includono componenti sostanziali di almeno due dei seguenti tipi di esercizio (Bidonde Torre et al., 2019):

1. esercizio aerobico o cardiorespiratorio
2. esercizio contro resistenza o di rafforzamento muscolare
3. esercizio di flessibilità (esclusi tutti gli esercizi di attivazione e defaticamento).

L'esercizio aerobico attiva i sistemi cardiovascolare e respiratorio che permettono di apportare ossigeno ai tessuti, consentendo a un individuo di eseguire un lavoro protratto nel tempo a un dato livello sub-massimale (ACSM, 2013). La capacità funzionale può anche essere migliorata dall'allenamento contro resistenza, che migliora la forza, la resistenza o la potenza neuromuscolare, a seconda della specifica prescrizione di esercizio. Gli esercizi di flessibilità influiscono sulla funzione garantendo ai tessuti attorno alle articolazioni una gamma completa di movimento (Pollock et al., 1998).

Un esempio di allenamento combinato o multicomponente consiste nell'utilizzo di almeno due dei tre principali tipi di esercizi che principalmente si utilizzano in programmi per soggetti affetti da FM (aerobico, forza, flessibilità), combinando nello specifico: allenamento aerobico e di forza; aerobico e di flessibilità; di forza e di flessibilità; o ancora combinando tutti e tre gli elementi aerobico, di forza e di flessibilità (Bidonde Torre et al., 2019). Ciascun tipo di esercizio dovrebbe contribuire come una parte significativa dell'intervento stesso. Anche altri tipi di esercizi, come quelli per la coordinazione, per l'equilibrio e per il rilassamento (che coinvolgono contrazioni muscolari volontarie), sono stati considerati utili in questi tipi di protocolli (Bidonde Torre et al., 2019).

Questo tipo di allenamento combinato, quindi con esercizi misti, potrebbe offrire vantaggi unici, oltre a quelli derivati da interventi che impiegano un solo tipo di esercizio. Gli individui beneficerebbero degli effetti adattivi associati alle molteplici forme di esercizio (aerobico, forza e flessibilità) in quanto offrono il potenziale per allenare i sistemi cardiorespiratorio, vascolare e neuro-muscoloscheletrico (Bidonde Torre et al., 2019).

Tuttavia, per raggiungere la frequenza settimanale e la durata raccomandate per ciascun tipo di esercizio (Garber et al., 2011), gli individui devono dedicare una quantità significativa di tempo all'esercizio; per questo motivo, i professionisti dell'esercizio fisico possono scendere a compromessi e prescrivere dosaggi più bassi a ciascun tipo di esercizio per mantenere gestibile il programma complessivo. È stato dimostrato che alcune combinazioni di esercizi portano a risultati migliori rispetto a quelli ottenuti quando i programmi si concentrano su una sola forma di esercizio. Ad esempio, una recente revisione sistematica ha dimostrato che, nelle persone con diabete di tipo 2, l'allenamento combinato aerobico e di forza ha portato a un miglioramento del controllo del glucosio e dei lipidi nel sangue oltre a quelli ottenuti con l'allenamento aerobico o di forza condotto in isolamento (Schwingshackl et al., 2014). Allo stesso modo, è stato dimostrato che programmi combinati di allenamento aerobico e contro resistenza determinano una maggiore perdita di peso e grasso e miglioramenti nella componente cardiorespiratoria tra le persone in sovrappeso e obese rispetto a entrambi i programmi condotti singolarmente (Ho et al., 2012). Sebbene questi effetti siano rilevanti e importanti per affrontare i fattori di rischio e le comorbilità comuni nelle persone con FM (ad esempio obesità, bassa capacità cardiorespiratoria, diabete di tipo 2), non è noto se i programmi di esercizi misti abbiano un effetto combinato sui segni e sintomi correlati alla FM. È possibile che programmi combinati di allenamento aerobico e di forza possano avere un effetto additivo sulla riduzione del dolore attraverso il rilascio di neurotrasmettitori a livello centrale e tramite adattamenti muscolari locali che migliorano la tolleranza all'esercizio e consentono ai partecipanti di raggiungere maggiori intensità di esercizio aerobico per periodi di tempo più lunghi (Bidonde Torre et al., 2019).

Di seguito vengono presentati alcuni protocolli che sono stati utilizzati in diversi studi che hanno trattato pazienti affetti da FM:

- **PROTOCOLLO 1** (Alentorn-Geli et al., 2008)
  Frequenza: 2 volte a settimana per 6 settimane
  Durata: 90 minuti (15 minuti warm up, 30 minuti attività aerobica, 25 minuti flessibilità, defaticamento 20 minuti)
  Intensità: attività aerobica da moderata ad intensa (dal 65% all'85% della FCmax), flessibilità al punto di arresto
  Modalità: la parte di attività aerobica prevede una camminata su suoli pianeggianti, per la flessibilità 5x5 allungamenti di tutto il corpo, 30 secondi di tenuta, 30 secondi di rilassamento, coinvolgendo muscoli posteriori della coscia, polpacci, tendine d'Achille, spalle, braccia, glutei, colonna vertebrale, parte lombare e dorsale della schiena, torace, adduttori dell'anca.

- **PROTOCOLLO 2** (Baptista et al., 2012)

Frequenza: programma di gruppo supervisionato due volte a settimana più un programma a casa 2 volte a settimana per 16 settimane

Durata: programma supervisionato 60 minuti (5 minuti warm up, 45 minuti danza, defaticamento 15 minuti), programma casalingo 30 minuti

Intensità: Moderata

Modalità: danza del ventre (classificata dai revisori per essere un programma misto comprendente attività aerobica e flessibilità).

- **PROTOCOLLO 3** (Da Costa et al., 2005)

  Frequenza: 3 volte a settimana per 12 settimane

  Durata: da 60 a 120 minuti a settimana

  Intensità: Attività aerobica da leggera a moderata (da 60% a 70% FCMAX) da moderata a vigoroso (da 75% a 85% FCmax), rafforzamento da 12 a 15 ripetizioni a corpo libero, flessibilità allungamenti leggeri tenuti da 15 a 30 secondi per tre ripetizioni

  Modalità: Attività aerobica come camminata, nuotare, ballare, acqua gym, per la flessibilità allungamenti statici degli arti superiori e inferiori, per il rafforzamento isometria, esercizi a corpo libero per il tronco, gli arti superiori e inferiori.

- **PROTOCOLLO 4** (Demir-Göçmen et al., 2013)

Frequenza: 3 volte a settimana per 12 settimane
Durata: 60 minuti
Intensità: 10 ripetizioni per ogni esercizio
Modalità: Flessibilità, Equilibrio-coordinazione-bilanciamento su 1 e 2 piedi, esercizi in coppia, flessioni, movimenti laterali e all'indietro, saltare, rotolare.

- **PROTOCOLLO 5** (Etnier et al., 2009)
  Frequenza: 3 volte a settimana per 18 settimane
  Durata: 60 minuti
  Intensità: attività aerobica da moderata a vigorosa (dal 55 % al 65% della FCmax)
  Modalità: Attività aerobica camminando, 8 stazioni per il rafforzamento e la flessibilità.

- **PROTOCOLLO 6** (Giannotti et al., 2014)
  Frequenza: 2 volte a settimana per 10 settimane
  Durata: 60 minuti
  Intensità: Attività aerobica vigorosa (70% della FCmax)
  Modalità: Esercizi di flessibilità per la colonna vertebrale, arti superiori e inferiori, esercizi di rafforzamento per gli arti inferiori e superiori da 1 serie per 10 ripetizioni, cicloergometro per l'attività aerobica.

- **PROTOCOLLO 7** (Hunt & Bogg, 2000)

Frequenza: Attività aerobica una volta a settimana supervisionata e quotidianamente a casa; Rafforzamento una volta a settimana supervisionata e quotidianamente a casa; Flessibilità una volta a settimana supervisionata e quotidianamente a casa; tutto ripetuto per cinque settimane

Durata: 60 minuti

Intensità: leggera

Modalità: attività aerobica su cyclette o STEP UP dove i pazienti aumentano gradualmente il ritmo e l'intensità entro il loro livello di sforzo percepito, 8 esercizi di rafforzamento per il core e la parte inferiore a corpo libero (ad es. ponte, piegamenti, abduzione dell'anca in posizione laterale, sollevamento della gamba tesa, adduzione dell'anca in posizione laterale, flessione isometrica dell'addome, dell'anca e del ginocchio, torsione del tronco), per la flessibilità 12 allungamenti per collo, spalle, petto, gastrocnemio, muscoli posteriori della coscia, dove ogni allungamento dura 5 secondi con 5 ripetizioni ciascuno.

- **PROTOCOLLO 8** (Jones et al., 2008)

  Frequenza: 3 volte a settimana per 26 settimane

  Durata: 60 minuti

  Intensità: da leggera a moderata (da 10 a 12 su una scala di Borg 6-20)

Modalità: Attività aerobica a basso impatto, esercizi dinamici per il rafforzamento con fasce elastiche e pesi liberi per tutti i gruppi muscolari principali, Flessibilità attraverso stretching statico e dinamico, equilibrio statico e dinamico.

- **PROTOCOLLO 9** (Paolucci et al., 2015)

  Frequenza: 2 volte a settimana per 5 settimane di esercizi di gruppo supervisionati, 2 volte a settimana per 12 settimane di programma a casa non supervisionato

  Durata: 60 minuti

  Intensità: moderata

  Modalità: 20 minuti di attività aerobica a basso impatto (60% FCmax) attraverso una camminata veloce in cerchio alternata a periodi di su e giù per le scale, esercizi di rafforzamento per gli estensori dell'anca e del tronco in posizione supina e prona, sulle mani e sulle ginocchia (3 serie da 10 ripetizioni per esercizio), esercizi di agilità ed equilibrio, esercizi posturali per la schiena ed esercizi propriocettivi per il tronco in posizione supina, respirazione diaframmatica, esercizi di flessibilità con stretching statico (spalle, muscoli posteriori della coscia, quadricipiti, grande gluteo, anca, soleo e gastrocnemio, addome, interno coscia) da 30 a 60 secondi ripetuti per 3 volte, esercizi di respirazione e rilassamento.

- **PROTOCOLLO 10** (Clarke-Jenssen et al., 2014)

Frequenza: 5 volte a settimana per 4 settimane

Durata: 115 minuti con warm-up 5 minuti, 45 minuti attività aerobica a scelta tra quelle indicate, 15 minuti flessibilità, 45 minuti di esercizi contro-resistenza, 5 minuti di defaticamento

Intensità: Da bassa a moderata

Modalità: Attività mista che comprendesse camminata giornaliera, allenamento di flessibilità, esercizi di rilassamento muscolare (pilates ecc.) ed esercizi in acqua (tutti appartenenti alla componente aerobica) associati ad esercizi di allenamento contro-resistenza.

- **PROTOCOLLO 11** (García-Martínez et al., 2012)

  Frequenza: 3 volte a settimana per 12 settimane

  Durata: 60 minuti con warm-up 10 minuti di tipo aerobico, attività aerobica 20 minuti, attività contro-resistenza e flessibilità 20 minuti, defaticamento 10 minuti

  Intensità: Da 60% a 70% della FCmax da poter progredire fino al 75/85% a seconda delle caratteristiche dei partecipanti

  Modalità: Attività aerobica e contro-resistenza, non specificate.

- **PROTOCOLLO 12** (Joshi et al., 2009)

  Frequenza: Programma casalingo non supervisionato con esercizi di flessibilità e contro-resistenza 2 volte al giorno per 2 giorni a settimana; esercizi di rilassamento 2 volte al giorno per 4 giorni a settimana e Programma supervisionato 1 volta al mese; per 26 settimane

Durata: Contro-resistenza e flessibilità almeno 10 minuti; esercizio di rilassamento da 4 a 6 minuti

Intensità: Da leggera a moderata

Modalità: Combinazione di esercizi contro-resistenza, di flessibilità e di rilassamento. Esercizi di contro-resistenza isotonici o isometrico (contro-resistenza alla gravità); esercizi di flessibilità per il collo, spalla/cingolo scapolare.

- **PROTOCOLLO 13** (Salaffi et al., 2015)

  Frequenza: 2 volte a settimana per 12 settimana

  Durata: Da 60 a 120 minuti alla settimana

  Intensità: Dal 60% all'85% della FCmax (inizialmente tra il 60% e il 70%e gradualmente aumentare al 75/85%)

  Modalità: Combinazione di attività aerobica, allenamento contro-resistenza e flessibilità.

- **PROTOCOLLO 14** (Gentile et al., 2024)

  Frequenza: 2 volte a settimana per 12 settimane di allenamento domiciliare supervisionato; dalla 12esima settimana alla 48esima settimana è stato suggerito ai pazienti di continuare ad eseguire il programma, monitorando con interviste telefoniche mensili

Durata: 60 minuti con 10 minuti warm-up, 40 minuti esercizio aerobico e contro-resistenza/forza muscolare, 10 minuti defaticamento

Intensità: 1-2 serie con 8-15 ripetizioni

Modalità: Allenamento multicomponente domiciliare (aerobico e di contro-resistenza).

Questi sono solo alcuni dei protocolli che si possono trovare in riferimento all'allenamento combinato o multicomponente legato alla sindrome fibromialgica. L'obiettivo comune di questi allenamenti è quello di determinare miglioramenti, che si sono poi effettivamente verificati (Bidonde Torre et al., 2019), relativi ad alcuni parametri specifici quali:

- Qualità della vita correlata alla salute (HRQL), questo parametro consiste in indici multidimensionali utilizzati per misurare lo stato di salute generale o l'HRQL, o entrambi (Choy & Mease, 2009);
- Intensità del dolore
- Affaticamento: l'affaticamento è riconosciuto sia dagli individui affetti da FM che dai medici come un sintomo importante (Choy & Mease, 2009). La fatica può essere misurata in modo globale, come quando un individuo valuta la fatica su una scala a singolo elemento o utilizzando uno strumento multidimensionale che scompone l'esperienza

della fatica in due o più dimensioni, come fatica generale, fatica fisica, fatica mentale (Boomershine, 2012).
- Stiffness (Arnold et al., 2008)
- Funzionalità fisica: questo risultato si concentra sulle azioni di base e sulle attività complesse considerate essenziali per il mantenimento dell'indipendenza, e quelle considerate discrezionali che non sono richieste per una vita indipendente, ma possono avere un impatto sulla qualità della vita (Painter et al., 1999). Dato che l'efficienza cardiorespiratoria, gli attributi neuromuscolari (ad esempio forza muscolare, resistenza, potenza) e la flessibilità muscolare e articolare sono importanti determinanti della funzione fisica, questo è un risultato altamente rilevante rispetto agli interventi che utilizzano esercizio fisico (Bidonde Torre et al., 2019)

4.5 Protocolli di allenamento in acqua

Sono quindi diversi gli studi che dimostrano come gli individui affetti da FM siano in grado di eseguire diversi tipi di esercizi come programmi di allenamento aerobico, di flessibilità e di forza (Carville et al., 2008). Nonostante l'interesse e molti nuovi studi, gli effetti dei vari tipi di attività fisica su sintomi specifici, funzioni cognitive e prestazioni fisiche nelle persone con FM non sono ancora chiari.

Inoltre, sono ancora necessarie risposte a domande sul miglior tipo di esercizio, l'intensità ideale e su ulteriori parametri necessari per una somministrazione ideale dell'esercizio.

Si può tentare di far luce sugli effetti dell'esercizio in acqua sul benessere, sui sintomi e sulla forma fisica dei pazienti fibromialgici, per guidare i medici e i professionisti dell'esercizio nella progettazione degli interventi di allenamento più efficaci per questa condizione (Bidonde et al., 1996).

La storia mostra che bagni, centri termali, immersioni in acqua e sorgenti naturali di acqua calda venivano utilizzati per scopi religiosi e curativi già nel 2400 a.C. Si riteneva che gli effetti termici dell'acqua alleviassero il dolore e migliorassero il rilassamento (Geytenbeek, 2002). Conosciuto anche come terapia in piscina e idroterapia, l'esercizio acquatico è definito dalla Chartered Society of Physiotherapists come un programma terapeutico progettato da un fisioterapista qualificato che utilizza le proprietà dell'acqua per migliorare la funzione, idealmente in una piscina adeguatamente riscaldata (Zamunér et al., 2019). La balneoterapia si riferisce all'uso di trattamenti con acqua calda per alleviare il dolore, diminuire la rigidità e rilassare i muscoli, ed è stata ulteriormente sviluppata con varie forme di trattamenti con sale o zolfo (o entrambi), impacchi di fango e getti d'acqua (terapia termale) (Verhagen et al., 2012).

Gli operatori sanitari attualmente utilizzano le proprietà fisiche dell'acqua per la terapia e la riabilitazione di una varietà di condizioni muscolo-scheletriche (ad esempio, osteoartrite, artrite reumatoide, fratture, tendiniti) (Dagfinrud et al., 2008).

Le proprietà specifiche dell'acqua (galleggiabilità, resistenza, flusso e turbolenza) vengono utilizzate per sviluppare programmi di esercizi graduali. La galleggiabilità del corpo o di un segmento corporeo, con o senza attrezzatura per il galleggiamento, può essere utilizzata per assistere o resistere ai movimenti; inoltre, la stessa viscosità dell'acqua fornisce resistenza in tutte le direzioni. Durante il movimento, le parti del corpo sommerse richiedono un maggiore dispendio energetico; questa resistenza può essere aumentata o diminuita alterando la velocità e l'uso direzionale dei getti d'acqua e della turbolenza.

L'intensità dell'esercizio può anche essere aumentata con attrezzature (ad esempio, pagaie, guanti palmati) per aumentare la resistenza della parte del corpo che si muove nell'acqua. La temperatura dell'acqua è un'altra considerazione importante quando si progettano interventi di allenamento con esercizi acquatici. Mentre la maggior parte delle piscine comunitarie sono riscaldate tra 26° e 28° Celsius (da 80° a 84° Fahrenheit) che è piacevolmente fresca e ideale per il movimento, le piscine per scopi terapeutici sono solitamente riscaldate tra 30° e 32° Celsius (86° a 90° Fahrenheit) (Bidonde et al., 1996).

Idealmente, nella gestione della malattia fibromialgica si combina l'uso di terapie farmacologiche e non farmacologiche. In questo modo, terapie non farmacologiche come un intervento di esercizi acquatici possono far parte di un modello riabilitativo che affronta problemi principali come il dolore. Combinando questi approcci terapeutici, i trattamenti farmacologici possono aiutare ad alleviare i sintomi iniziali del dolore e gli interventi di esercizi acquatici possono aiutare ad affrontare le conseguenze funzionali dei sintomi.

Quindi diviene importante andare a valutare se l'allenamento con esercizi acquatici ha effetti benefici sui sintomi della FM, quanto tempo questi effetti potrebbero durare e se l'allenamento con esercizi acquatici è più o meno efficace dell'allenamento con esercizi a terra. È anche importante considerare gli effetti degli esercizi in acqua come trattamento non farmacologico, dato che non tutte le persone affette da FM rispondono con successo al trattamento farmacologico e i tipi di trattamenti multimodali hanno dimostrato di avere più successo nella gestione della malattia (Rooks et al., 2007).

Si possono prendere in considerazione diversi protocolli di esercizi in acqua per soggetti con FM utilizzati nei diversi studi, andandone a specificare frequenza, intensità, durata e modalità di esercizi proposti:

- **PROTOCOLLO 1** (Altan et al., 2004)
  Frequenza: 3 volte a settimana per 12 settimane
  Durata:35 minuti
  Intensità: dal 60 % al 75% della FCmax

Modalità: esercizi di flessibilità in acqua con piscina riscaldata e fuori dalla piscina, attività aerobica in acqua come saltare camminare avanti e indietro e nuoto lento.

- **PROTOCOLLO 2** (Arcos-Carmona et al., 2011)
  Frequenza: 2 volte a settimana per 10 settimane
  Durata: 60 minuti (30 minuti in acqua e 30 minuti a secco)
  Intensità: 40 % FCmax
  Modalità: Camminate, salti, prese e mobilità generale.

- **PROTOCOLLO 3** (Assis et al., 2006)
  Frequenza: 3 volte a settimana per 15 settimane
  Durata: 60 minuti
  Intensità: dal 60 % al 75% della FCMAX
  Modalità: attività in acque profonde in piscina riscaldata (da 28°C a 31°C).

- **PROTOCOLLO 4** (Calandre et al., 2009)
  Frequenza: 3 volte a settimana per 6 settimane
  Durata: 60 minuti
  Intensità: da leggera a moderata
  Modalità: Tai Chi, ai pazienti sono stati insegnati i 16 movimenti che costituiscono la terapia del tai chi senza l'ausilio di alcun materiale, utilizzando una combinazione di respirazione profonda e movimenti lenti e ampi delle braccia,

delle gambe e del busto. Stretching in acqua, eseguito sui muscoli delle principali aree del corpo: cervicale, tronco, estremità superiori e inferiori.

- **PROTOCOLLO 5** (De Andrade et al., 2008).

  Frequenza: 3 volte a settimana per 12 settimane

  Durata: 60 minuti (10 minuti stretching, 40 minuti attività aerobica a basso impatto, 10 minuti defaticamento)

  Intensità: tra il 50% e 75% del Vo2max o tra i livelli 12 e 13 della Scala di Borg 6-20

  Modalità: Esercizi acquatici aerobici supervisionati nella piscina all'aperto durante i mesi estivi, corsa contro la resistenza dell'acqua, simulazione di ciclismo, marcia stazionaria, piegamento ed estensione di spalle e gomiti con manubri, pugni in aria, calci multidirezionali contro la resistenza dell'acqua, spinta e trazione del galleggiante contro la resistenza dell'acqua, passo e affondamento dei galleggianti con i piedi e Jumping jack, salti bassi utilizzando il polpaccio come leva.

- **PROTOCOLLO 6** (Gusi et al., 2006)

  Frequenza: 3 volte a settimana per 12 settimane

  Durata: 60 minuti (10 minuti di warm up, 30 minuti di attività aerobica, 20 minuti di forza e 10 minuti di defaticamento)

Intensità: dal 65% al 75% FCmax, esercizi di forza a ritmo molto lento

Modalità: attività aerobica, esercizi di forza della parte bassa del corpo contro la resistenza dell'acqua (flessione ed estensione del ginocchio).

- **PROTOCOLLO 7** (Saltskår Jentoft et al., 2001)
  Frequenza: 2 volte a settimana per 20 settimane
  Durata: 60 minuti
  Intensità: dal 60% all'80% della FCmax
  Modalità: programma supervisionato basato su un adattamento acquatico del modello norvegese di fitness aerobico con lavoro muscolare dinamico accompagnato da musica (danza aerobica, stretching, potenziamento).

- **PROTOCOLLO 8** (Mannerkorpi et al., 2009)
  Frequenza: 1 volta a settimana per 20 settimane
  Durata: 45 minuti
  Intensità: da bassa a moderata
  Modalità: aerobica acquatica, camminata, jogging sul dispositivo di galleggiamento con movimento delle braccia, flessibilità/coordinazione, movimenti attivi e passivi delle braccia e del tronco, esercizi di respirazione.

- **PROTOCOLLO 9** (de Melo Vitorino et al., 2006)

Frequenza: 3 volte a settimana per 3 settimane

Durata: 60 minuti con 5 minuti di warm-up, 6 minuti esercizi di flessibilità, 30 minuti esercizi aerobici, 6 minuti esercizi di flessibilità e 13 minuti di defaticamento

Intensità: Da leggera a moderata

Modalità: Esercizi in acqua di idroterapia, con camminata saltata, scivolata con movimento del braccio contro-resistenza.

Di seguito (Tabella 4.2) una proposta di attività in acqua seguendo le linee guida AFA per i soggetti fibromialgici (Langhorst et al., 2009).

Tabella 4.2. Esempio di sessione di attività in acqua per soggetti con fibromialgia.

N. esercizio	Descrizione esercizi	Durata	Materiale
	1. ATTIVAZIONE (WARM UP)		
1	Ambientamento graduale, percorso vascolare, cammino o "bicicletta" al bordo	2-3 minuti	Acqua bassa alle parallele
2	Mobilizzazione delle articolazioni della caviglia (flesso-estensione, circonduzione), del ginocchio e dell'anca (flesso-estensione, ab-adduzione, circonduzione Mobilizzazione delle spalle (flesso-estensione, ab-adduzione, circonduzione), del gomito e polso (flesso-estensione, circonduzione)	7-8 minuti	Acqua bassa alle parallele
3	Mobilizzazione del rachide lombare e cervico-dorsale, bacino	2 minuti	Acqua bassa alle parallele
4	Esercizio di respirazione e percezione corporea	2 minuti	Acqua bassa alle parallele

	2. ATTIVITÁ AEROBICA (ARTI SUPERIORI)		
5	Esercizi attivi per il cingolo scapolare: pettorali, gran dorsale, romboidi	3 minuti	Acqua alta, galleggianti
6	Esercizi attivi muscoli scapolo-omerali: gran rotondo, sovra e sottospinato, sottoscapolare e deltoide	4 minuti	Acqua alta, galleggianti
7	Esercizi attivi per il gomito: bicipite e tricipite brachiale	2 minuti	Acqua alta, galleggianti
8	Esercizi attivi per l'avambraccio e mano: prono-supinazione dell'avambraccio, apertura e chiusura delle dita	2 minuti	Acqua alta, gallegianti
9	Stretching arti superiori	2 minuti	Acqua alta
10	Esercizi di recupero e di rilassamento eseguendo spostamenti laterali con entrambi gli arti superiori	2 minuti	Acqua alta, tavolette
	2. ATTIVITÁ AEROBICA (ARTI INFERIORI)		
11	Esercizi attivi di flesso-estensione ed abduzione d'anca, con attenzione alla tenuta degli addominali	4 minuti	Acqua medio alta, galleggianti
12	Esercizi di rinforzo del tricipite surale, del quadricipite femorale, degli ischiocrurali	4 minuti	Acqua medio alta, galleggianti
13	Esercizi propriocettivi ginocchio e caviglia	3 minuti	Acqua medio alta, galleggianti
14	Cammino con andature varie	3 minuti	Acqua medio alta
15	Stretching degli arti inferiori	1 minuto	Acqua medio alta
	3. DEFATICAMENTO		
16	Tecniche di rilassamento abbinato alla respirazione, auto-massaggio dei principali tender points, idromassaggio	7-8 minuti	Acqua medio alta, a coppie, tubi, galleggianti
17	Tecniche di rilassamento e percezione del corpo tramite il galleggiamento (anche assistito)	6-7 minuti	Acqua medio alta, a coppie, tubi, galleggianti

	Graduale emersione per evitare sgradevoli effetti "rebound" dovuti al cambio di temperatura		

4.6 Pilates

In diversi studi è stato accertato che i programmi di esercizio sono utili nei pazienti con FM ed in particolare i programmi che includono stretching, mantenimento della forza e condizionamento aerobico sono stati accettati come protocollo di trattamento standard (Altan et al., 2004). Tuttavia, la standardizzazione del tipo, dell'intensità e della durata dell'esercizio non è stata ancora delineata e si sottolinea la necessità di ulteriori ricerche sui benefici a lungo termine dell'esercizio fisico nella FM (Busch et al., 2008).

Il Pilates è un particolare approccio all'esercizio fisico fondato sugli insegnamenti di Joseph Pilates, inizialmente praticato quasi esclusivamente da atleti e ballerini. Negli ultimi anni il pilates è diventato una tendenza popolare e in rapida crescita nei programmi di riabilitazione e fitness. Il Pilates può essere descritto come un metodo che combina filosofie orientali e occidentali tra cui yoga, danza, allenamento per la forza e ginnastica (Friedman & Eisen, 2005).

L'obiettivo dell'allenamento di Pilates è il miglioramento della flessibilità e della salute generale del corpo, enfatizzando la forza del tronco, la postura e la coordinazione della respirazione con il movimento (Penelope, 2002). È stato suggerito che il metodo Pilates aiuti a raggiungere la naturale flessibilità della colonna vertebrale e degli arti aumentando la forza del core. Sebbene l'esercizio Pilates sia generalmente adottato nei programmi di allenamento per persone sane da parte dei professionisti del fitness, è stato suggerito come modalità terapeutica per diversi disturbi muscolo scheletrici (Levine et al., 2007).

In numerosi studi sono stati riportati risultati positivi in pazienti affetti da lombalgia cronica che si sono iscritti a programmi di allenamento di Pilates; i risultati positivi sono stati attribuiti all'allenamento specifico applicato alla muscolatura dell'addome e alla zona lombare della schiena, al conseguente aumento della resistenza della colonna vertebrale e al miglioramento della mobilità delle articolazioni (Donzelli et al., 2006).

La maggior parte dei pazienti con FM si sente stanca e non riposata a causa dell'interruzione del sonno profondo da parte di esplosioni di attività cerebrale simili alla veglia dovute a intrusioni di onde alfa-delta documentate elettroencefalograficamente (Hamilton et al., 2008). Pertanto, questi pazienti possono avere difficoltà a eseguire gli esercizi aerobici standard. Il Pilates, in particolare, può essere suggerito alle persone con FM perché si concentra sulle contrazioni isometriche e causa meno affaticamento rispetto agli esercizi aerobici (Altan et al., 2009).

Le persone con FM hanno asimmetrie muscolari e problemi posturali antalgici (Mitani et al., 2006). Jones et al. (2009) hanno dimostrato che la FM può influenzare i meccanismi periferici e/o centrali del controllo posturale, portando a un equilibrio significativamente compromesso. Johnson et al. (2007) hanno riportato un miglioramento dell'equilibrio dinamico rispetto al gruppo di controllo dopo dieci sessioni di esercizi basati sul Pilates.

Gli esercizi di Pilates possono migliorare la postura e l'equilibrio compromessi nei pazienti con FM, perché le tecniche di Pilates mirano a correggere la postura del corpo allenando il sistema muscolare nel suo insieme. Più specificamente, il concetto di Pilates localizza il centro del corpo nei muscoli profondi in prossimità della colonna vertebrale e l'allenamento mira a formare una struttura muscoloscheletrica robusta nella parte superiore del corpo fornendo una muscolatura equilibrata della schiena e dell'addome (Muscolino & Cipriani, 2004).

I risultati di uno studio condotto da Altan et al. (2009) hanno dimostrato come gli esercizi di Pilates abbiano avuto effetti positivi sul dolore e sulla qualità della vita dei soggetti fibromialgici, soprattutto subito dopo il programma di esercizi. Sebbene il metodo Pilates sia stato utilizzato per molto tempo come parte dei programmi di fitness, solo recentemente è stato dimostrato che migliora la flessibilità, la resistenza muscolare addominale e l'equilibrio statico e dinamico in persone sane. Successivamente, è diventato oggetto di ricerca scientifica che ne ha studiato l'efficacia in pazienti con malattie muscolo scheletriche (Segal et al., 2004).

L'obiettivo fondamentale dell'allenamento di Pilates è il miglioramento nella flessibilità del corpo e nella salute generale, con enfasi sulla forza del tronco, sulla postura e sulla coordinazione della respirazione con il movimento. Un altro importante contributo della tecnica Pilates è l'evitamento di posizioni che richiedono un inutile reclutamento muscolare e il conseguente affaticamento precoce, diminuzione della stabilità e recupero compromesso (Muscolino & Cipriani, 2004).

Il Pilates migliora significativamente il dolore nei pazienti affetti da FM. I meccanismi responsabili dell'effetto analgesico dell'esercizio non sono ancora chiaramente compresi; sebbene sia un'ipotesi ampiamente accettata che l'attivazione del sistema oppioide endogeno durante l'esercizio svolga un ruolo chiave nel meccanismo di risposta analgesica, diversi ricercatori hanno anche suggerito un sistema analgesico multiplo che comprende meccanismi non oppioidi mediati da altre sostanze come l'ormone della crescita e la corticotropina (Ramsay et al., 2000).

L' effetto analgesico dell'esercizio può anche aiutare a spezzare il circolo vizioso dolore-immobilità-dolore incoraggiando i pazienti a partecipare ai programmi di esercizio (Meiworm et al., 2000).

L'esercizio fisico può anche aumentare il benessere dei pazienti prevenendo l'ipossia muscolare osservata nei pazienti fibromialgici (Koltyn, 2000).

Successivamente si possono osservare alcuni esempi di protocolli di Pilates, che sono stati utilizzati in alcuni tra gli studi più rilevanti:

- **PROTOCOLLO 1** (Dias de Aguiar et al., 2016)
  Frequenza: 2 volte a settimana per 8 settimane
  Durata: 60 minuti
  Intensità: Moderata
  Modalità: Esercitazioni di pilates varie.

- **PROTOCOLLO 2** (Altan et al., 2009)
  Frequenza: 3 volte a settimana per 12 settimane
  Durata: 60 minuti
  Intensità: Da moderata ad elevata
  Modalità: Esercitazioni di pilates varie.

4.7 Tai Chi

Il Tai Chi è un esercizio tradizionale cinese che integra corpo e mente. Include il controllo della respirazione, i movimenti lenti, il rilassamento mentale e la meditazione. Originato nell'arte marziale, il principio del Tai Chi è l'appropriata distribuzione dell'energia interna, chiamata "qi", in tutto il corpo. Con l'armonia del "qi" che fluisce dolcemente e potentemente all'interno del corpo, le persone possono coltivare sia la salute fisica che quella mentale (Wayne & Kaptchuk, 2008). I progressi nella tecnologia neurale hanno anche rivelato gli effetti del Tai Chi sulle morfologie anatomiche e sulle attività neurologiche nel cervello (Yu et al., 2018).

La ricerca esplorativa ha sempre più suggerito il Tai Chi come esercizio sicuro per sostenere la forza muscolare, migliorare la qualità della vita (QoL), alleviare il dolore muscoloscheletrico e alleviare altre sindromi correlate alla FM (Geneen et al., 2017). Tra il 2010 e il 2017, cinque studi (Bongi et al., 2016; Jones et al., 2012; Romero-Zurita et al., 2012; Segura-Jiménez et al., 2014; Wang et al., 2010) che hanno coinvolto da 36 a 100 soggetti con FM, hanno riportato benefici (rispetto ai gruppi di controllo o confronti prima/dopo) del Tai Chi nei domini dei sintomi principali per questa condizione (dolore, sonno, impatto, funzione fisica e funzione mentale) (Sawynok, 2018). Questi studi hanno applicato attività di Tai Chi supervisionata e sessioni di pratica due o tre volte a settimana per 60-90 minuti (uno ha comportato un'ulteriore pratica quotidiana a casa per 20 minuti), sono durati da 12 a 28 settimane e generalmente hanno utilizzato Tai Chi Stile Yang (uno ha coinvolto Tai Ji Quan). Questi studi hanno riportato uniformemente benefici per la salute e sono stati promettenti (Sawynok, 2018).

Nel 2018, uno studio comparativo, che ha coinvolto 226 partecipanti con FM, ha confrontato l'efficacia del Tai Chi con l'esercizio aerobico (Wang et al., 2018). Questo è stato uno studio importante perché ha confrontato il Tai Chi con il trattamento non farmacologico più comunemente prescritto (esercizio aerobico); ha utilizzato misure ben convalidate (misura dell'esito primario del questionario sull'impatto della FM rivisto, una misura multidimensionale del dolore, della funzione fisica, dell'affaticamento, della stanchezza mattutina, della depressione, dell'ansia, della difficoltà lavorativa e del benessere generale); ha valutato due regimi di Tai Chi (12 o 24 settimane, una o due volte alla settimana) e ha incluso la pratica domiciliare raccomandata di 30 minuti al giorno; ha comportato follow-up a lungo termine fino a 52 settimane. I risultati principali sono stati i seguenti: rispetto al gruppo di controllo, i punteggi rivisti del Fibromyalgia Impact Questionnaire in tutti e cinque i gruppi sono stati migliorati; i benefici nei gruppi combinati di Tai Chi sono stati significativamente maggiori rispetto al gruppo di esercizio aerobico nei punteggi rivisti del Fibromyalgia Impact Questionnaire e in diversi esiti secondari; i benefici nel gruppo Tai Chi di 24 settimane rispetto all'intensità e alla durata abbinate del gruppo di esercizio aerobico hanno mostrato benefici significativamente maggiori nel gruppo di Tai Chi (Wang et al., 2018).

I partecipanti di tutti i gruppi hanno diminuito l'uso di farmaci analgesici entro la fine dello studio, fornendo un'ulteriore indicazione di miglioramenti nel dolore (Wang et al., 2018). In sintesi, lo studio ha riportato che sia l'esercizio aerobico che il Tai Chi producono molteplici benefici per la salute nei soggetti fibromialgici che hanno comorbidità associate e una scarsa qualità della vita, e i risultati sono di notevole rilevanza clinica e di salute pubblica. Le caratteristiche basali indicavano una durata media del dolore di circa un decennio in ciascun gruppo e più regimi farmacologici; i risultati hanno indicato ulteriori benefici con il Tai

Chi e l'esercizio fisico, e quindi sono importanti per la progettazione di programmi di trattamento multimodale (Sawynok, 2018). Di particolare rilievo, con i maggiori benefici osservati nel gruppo di Tai Chi rispetto al gruppo di esercizi aerobici abbinati, sembra che il Tai Chi coinvolga "qualcos'altro" oltre al movimento fisico e al miglioramento della forma fisica.

Da un punto di vista teorico, data la letteratura emergente sui benefici per la salute del Tai Chi in molte aree sanitarie diverse (Huston & McFarlane, 2016), c'è un fascino intrinseco per una pratica che può potenzialmente fornire benefici clinici in più aree (Sawynok, 2018).

Di seguito vengono indicati alcuni protocolli che prevedono un trattamento non farmacologico della FM con l'utilizzo del Tai Chi:

- **PROTOCOLLO 1** (Bongi et al., 2016)
  Frequenza: 2 volte a settimana per 16 settimane
  Durata. 60 minuti
  Intensità: Da leggera a moderata
  Modalità: Esercizi di Tai Ji Quan.

- **PROTOCOLLO 2** (Wong et al., 2018)
  Frequenza: 3 volte a settimana per 12 settimane
  Durata: 55 minuti
  Intensità: Moderata
  Modalità: Esercizi di Tai Chi Yang style.

4.8 La danza come movimento terapia

Come ribadito più l'esercizio fisico è la terapia non farmacologica con il più alto livello di evidenza nel ridurre i sintomi della FM (Bidonde et al., 2014) ed esistono una serie di tipologie di esercizio fisico che possono essere utilizzati in questo ambito. Ad esempio, la danza è emersa come una terapia rilevante per migliorare la qualità della vita (Gomes Neto et al., 2014), il tasso di mortalità per patologie cardiovascolari (Merom et al., 2016) o la motivazione all'esercizio fisico (Houston & McGill, 2013). Oltre ai miglioramenti associati alla maggior parte dei tipi di esercizio fisico, la danza comprende coordinazione motoria ritmica, cognitiva, emozioni, affetto e interazione sociale (Kattenstroth et al., 2013).

Inoltre, le componenti artistiche e creative portano ad ulteriori benefici terapeutici dovuti all'integrazione dell'esterno corporeo con l'interno psichico (Purser, 2019). Tuttavia, esistono diversi tipi di danza che prevedono solo la ripetizione di movimenti e mancanza della componente creativa, artistica o emotiva. Pertanto, potrebbe essere possibile che i benefici derivanti da questi tipi di danza siano in qualche modo limitati ai miglioramenti che derivino anche dalle altre alternative di esercizio fisico (Murillo-Garcia et al., 2018). Il concetto artistico e creativo della danza può essere vicino alla nozione di "terapie artistiche creative", che sono interventi che utilizzano mezzi artistici per avvicinarsi al partecipante a livello creativo e possono avere benefici in diversi tipi di popolazioni (Martin et al., 2018).

Attraverso la danza, i pazienti possono svolgere esercizio fisico ma anche sviluppare il senso di autocontrollo, che può portare ad una diminuzione degli stati di ansia che possono contribuire allo sviluppo di esperienze di stress e dolore (Hanna, 1995). Tra i tipi di danza che soddisfano il già citato concetto di danza artistica e creativa, possiamo citare la Danza Movimento Terapia, la Biodanza, la Biodanza Acquatica o la Danza del Ventre. L'American Dance Terapy Association (ADTA) definisce la Danza Movimento Terapia come l'uso psicoterapeutico del movimento per promuovere l'integrazione emotiva, sociale, cognitiva e fisica del partecipante. La biodanza prevede il movimento accompagnato dalla musica, inducendo esperienze capaci di modificare l'organismo a livello fisiologico, affettivo, motorio ed esistenziale (Toro, 1991). La Biodanza Acquatica aggiunge i benefici dei programmi di esercizi a base d'acqua (Gusi & Tomas-Carus, 2008).

La danza del ventre è un'antica forma di danza che può promuovere la riabilitazione fisica, il rilassamento, il supporto sociale e la connessione corpo-mente (Bidonde et al., 2018).

Esistono prove che descrivono i benefici della danza per le malattie croniche. La danza tra gli individui con insufficienza cardiaca ha dimostrato maggiori benefici funzionali e cardiovascolari, nonché una maggiore motivazione alla partecipazione (Kaltsatou et al., 2014) e soprattutto una migliore qualità della vita (Gomes Neto et al., 2014) rispetto all'allenamento fisico tradizionale (Bidonde et al., 2017).

La ricerca mostra che la capacità di esercizio e la qualità della vita negli individui con malattia di Parkinson sono migliorate con la danza (Sharp & Hewitt, 2014). Inoltre, la danza ha la capacità di migliorare la funzione locomotoria (cioè il movimento da un luogo a un altro) di individui con artrite reumatoide grave (Moffet et al., 2000).

Altri generi di danza come la danza jazz (Alpert et al., 2009), il tango argentino (Pinniger et al., 2012), il folklore turco (Eyigor et al., 2009), la danza tradizionale coreana (Lee et al., 2013), la danza sociale (Lewis et al., 2016), il ballo liscio (Haboush et al., 2006), la danza moderna (Lane et al., 2003), valzer (Belardinelli et al., 2008) e specifici programmi di danza con esercizi progettati (Vankova et al., 2014) hanno mostrato benefici per individui con una miriade di condizioni cliniche.

Inoltre, la danza promuove una maggiore motivazione all'esercizio (Houston & McGill, 2013), una maggiore attenzione e capacità cognitiva attraverso l'aumento delle connessioni neurali e del flusso sanguigno (Alpert, 2011), una maggiore vitalità (Koch et al., 2007) ed effetti positivi sull'umore (Lee et al., 2013), sulle competenze quotidiane e sulla vita sociale (Kattenstroth et al., 2013).

La danza può anche offrire stimoli uditivi, visivi e sensoriali; apprendimento motorio; percezione emotiva; espressione; e interazione. Tutte queste caratteristiche rendono la danza un "ambiente arricchito" che stimola la plasticità del cervello (Kattenstroth et al., 2013).

Le caratteristiche della danza suggeriscono che vale la pena valutarla come mezzo per alleviare i sintomi della FM (Bidonde et al., 2017).

Di seguito è riportato di seguito un esempio di protocollo di danza, applicato a soggetti affetti da FM:

- **PROTOCOLLO 1** (López-Rodríguez et al., 2013)
  Frequenza: 2 volte a settimana per 12 settimane
  Durata: 60 minuti con 10 minuti di warm-up con esercizi di flessibilità e respirazione, 40 minuti di attività centrale e 10 minuti di defaticamento con esercizi di rilassamento muscolare
  Intensità: Da moderata ad elevata in progressione
  Modalità: Biodanza acquatica in piscina; attività che includono movimenti ed espressioni corporee creative di danza, associati ad interazione e collaborazione con altri soggetti.

Bibliografía

Alentorn-Geli, E., Padilla, J., Moras, G., Haro, C. L., & Fernández-Solà, J. (2008). Six weeks of whole-body vibration exercise improves pain and fatigue in women with fibromyalgia. *The Journal of Alternative and Complementary Medicine*, *14*(8), 975-981.

Alpert, P. T. (2011). The health benefits of dance. *Home Health Care Management & Practice*, *23*(2), 155–157.

Alpert, P. T., Miller, S. K., Wallmann, H., Havey, R., Cross, C., Chevalia, T., Gillis, C. B., & Kodandapari, K. (2009). The effect of modified jazz dance on balance, cognition, and mood in older adults. *Journal of the American Association of Nurse Practitioners*, *21*(2), 108–115.

Altan, L., Bingöl, U., Aykaç, M., Koç, Z., & Yurtkuran, M. (2004). Investigation of the effects of pool-based exercise on fibromyalgia syndrome. *Rheumatology international*, *24*, 272-277.

Altan, L., Korkmaz, N., Bingol, Ü., & Gunay, B. (2009). Effect of pilates training on people with fibromyalgia syndrome: A pilot study. *Archives of physical medicine and rehabilitation*, *90*(12), 1983–1988.

Amanollahi, A., Naghizadeh, J., Khatibi, A., Hollisaz, M. T., Shamseddini, A. R., & Saburi, A. (2013). Comparison of impacts of friction massage, stretching exercises and analgesics on pain relief in primary fibromyalgia syndrome: a randomized clinical trial. *Tehran University Medical Journal*, *70*(10).

Ambrose, K. R., & Golightly, Y. M. (2015). Physical exercise as non-pharmacological treatment of chronic pain: why and when. *Best practice & research Clinical rheumatology*, *29*(1), 120-130.

American College of Sports Medicine (Ed.). (2013). *ACSM's health-related physical fitness assessment manual*. Lippincott Williams & Wilkins.

Arcos-Carmona, I. M., Castro-Sánchez, A. M., Matarán-Peñarrocha, G. A., Gutiérrez-Rubio, A. B., Ramos-González, E., & Moreno-Lorenzo, C. (2011). Effects of aerobic exercise program and relaxation techniques on anxiety, quality of sleep, depression, and quality of life in patients with fibromyalgia: a randomized controlled trial. *Medicina clínica*, *137*(9), 398-401.

Arnold, L. M., Crofford, L. J., Mease, P. J., Burgess, S. M., Palmer, S. C., Abetz, L., & Martin, S. A. (2008). Patient perspectives on the impact of fibromyalgia. *Patient education and counseling*, *73*(1), 114–120.

Asikainen, T.-M., Kukkonen-Harjula, K., & Miilunpalo, S. (2004). Exercise for health for early postmenopausal women: A systematic review of randomised controlled trials. *Sports medicine*, *34*, 753–778.

Assis, M. R., Silva, L. E., Alves, A. M. B., Pessanha, A. P., Valim, V., Feldman, D., ... & Natour, J. (2006). A randomized controlled trial of deep water running: clinical effectiveness of aquatic exercise to treat fibromyalgia. *Arthritis Care & Research: Official Journal of the American College of Rheumatology*, *55*(1), 57-65.

Assumpcao, A., Matsutani, L. A., Yuan, S. L., Santo, A. S., Sauer, J., Mango, P., & Marques, A. P. (2017). Muscle stretching exercises and resistance training in fibromyalgia: which is better? A three-arm randomized controlled trial. *European journal of physical and rehabilitation medicine*, *54*(5), 663-670.

Baptista, A. S., Villela, A. L., Jones, A., & Natour, J. (2012). Effectiveness of dance in patients with fibromyalgia: a randomized, single-blind, controlled study. *Clin Exp Rheumatol*, *30*(6 Suppl 74), 18-23.

Barclay, T. H., Richards, S., Schoffstall, J., Magnuson, C., McPhee, C., Price, J., ... & Price, J. (2014). A pilot study on the effects of exercise on depression symptoms using levels of neurotransmitters and EEG as markers.

Belardinelli, R., Lacalaprice, F., Ventrella, C., Volpe, L., & Faccenda, E. (2008). Waltz dancing in patients with chronic heart failure: New form of exercise training. *Circulation: Heart Failure*, *1*(2), 107–114.

Bengtsson, A. (2002). The muscle in fibromyalgia. *Rheumatology*, *41*(7), 721–724.

Bennett, R. M. (1993). The origin of myopain: An integrated hypothesis of focal muscle changes and sleep disturbance in patients with the fibromyalgia syndrome. *Journal of musculoskeletal pain*, *1*(3–4), 95–112.

Bennett, R. M. (1999). Emerging concepts in the neurobiology of chronic pain: Evidence of abnormal sensory processing in fibromyalgia. *Mayo clinic proceedings*, *74*(4), 385–398.

Bennett, R. M. (2002). Adult growth hormone deficiency in patients with fibromyalgia. *Current rheumatology reports*, *4*(4), 306–312.

Bennett, R. M., & Walczyk, J. (1998). A randomized, double-blind, placebo-controlled study of growth hormone in the treatment of fibromyalgia. *The American journal of medicine*, *104*(3), 227-231.

Bidonde Torre, M. J., Busch, A. J., Schachter, C. L., Webber, S. C., Musselman, K. E., Overend, T. J., Góes, S. M., Bello-Haas, V. D., & Boden, C. (2019). *Mixed exercise training for adults with fibromyalgia.*

Bidonde, J., Boden, C., Busch, A. J., Goes, S. M., Kim, S., & Knight, E. (2017). Dance for adults with fibromyalgia—What do we know about It? Protocol for a scoping review. *JMIR Research Protocols*, *6*(2), e6873.

Bidonde, J., Boden, C., Kim, S., Busch, A. J., Goes, S. M., & Knight, E. (2018). Scoping review of dance for adults with fibromyalgia: What do we know about it? *JMIR rehabilitation and assistive technologies*, *5*(1), e10033.

Bidonde, J., Busch, A. J., Schachter, C. L., Overend, T. J., Kim, S. Y., Góes, S. M., ... & Cochrane Musculoskeletal Group. (1996). Aerobic exercise training for adults with fibromyalgia. *Cochrane Database of Systematic Reviews*, *2017*(6).

Bidonde, J., Busch, A. J., Webber, S. C., Schachter, C. L., Danyliw, A., Overend, T. J., ... & Cochrane Musculoskeletal Group. (1996). Aquatic exercise training for fibromyalgia. *Cochrane Database of Systematic Reviews*, *2014*(10).

Bidonde, J., Jean Busch, A., Bath, B., & Milosavljevic, S. (2014). Exercise for adults with fibromyalgia: An umbrella systematic review with synthesis of best evidence. *Current rheumatology reviews*, *10*(1), 45–79.

Bircan, Ç., Karasel, S. A., Akgün, B., El, Ö., & Alper, S. (2008). Effects of muscle strengthening versus aerobic exercise program in fibromyalgia. *Rheumatology international*, *28*, 527-532.

Bongi, S. M., Paoletti, G., Cala, M., Del Rosso, A., El Aoufy, K., & Mikhaylova, S. (2016). Efficacy of rehabilitation with Tai Ji Quan in an Italian cohort of patients with Fibromyalgia Syndrome. *Complementary therapies in clinical practice*, *24*, 109–115.

Boomershine, C. S. (2012). A comprehensive evaluation of standardized assessment tools in the diagnosis of fibromyalgia and in the assessment of fibromyalgia severity. *Pain Research and Treatment*, *2012*.

Bressan, L. R., Matsutani, L. A., Assumpção, A., Marques, A. P., & Cabral, C. M. N. (2008). Effects of muscle stretching and physical conditioning as physical therapy treatment for patients with fibromyalgia. *Brazilian Journal of Physical Therapy*, *12*, 88-93.

Busch, A. J., Schachter, C. L., Overend, T. J., Peloso, P. M., & Barber, K. A. (2008). Exercise for fibromyalgia: a systematic review. *The Journal of rheumatology*, *35*(6), 1130-1144.

Busch, A. J., Webber, S. C., Richards, R. S., Bidonde, J., Schachter, C. L., Schafer, L. A., Danyliw, A., Sawant, A., Dal Bello-Haas, V., & Rader, T. (1996). Resistance exercise training for fibromyalgia. *Cochrane database of systematic reviews*, *2014*(7).

Calandre, E., Rodriguez-Claro, M. L., Rico-Villademoros, F., Vilchez, J. S., Hidalgo, J., & Delgado-Rodriguez, A. (2009). Effects of pool-based exercise in fibromyalgia symptomatology and sleep quality: A prospective randomised comparison between stretching and Ai Chi. *Clinical & Experimental Rheumatology*, *27*(5), S21.

Carville, S. F., Arendt-Nielsen, S., Bliddal, H., Blotman, F., Branco, J. C., Buskila, D., ... & Choy, E. H. (2008). EULAR evidence-based recommendations for the management of fibromyalgia syndrome. *Annals of the rheumatic diseases*, *67*(4), 536-541.

Chen, C. H., Nosaka, K., Chen, H. L., Lin, M. J., Tseng, K. W., & Chen, T. C. (2011). Effects of flexibility training on eccentric exercise-induced muscle damage. *Medicine & Science in Sports & Exercise*, *43*(3), 491-500.

Chodzko-Zajko, W. J., Proctor, D. N., Singh, M. A. F., Minson, C. T., Nigg, C. R., Salem, G. J., & Skinner, J. S. (2009). Exercise and physical activity for older adults. *Medicine & science in sports & exercise*, *41*(7), 1510–1530.

Choy, E. H., & Mease, P. J. (2009). Key symptom domains to be assessed in fibromyalgia (outcome measures in rheumatoid arthritis clinical trials). *Rheumatic Disease Clinics*, *35*(2), 329–337.

Clark, S. R., Jones, K. D., Burckhardt, C. S., & Bennett, R. M. (2001). Exercise for patients with fibromyalgia: Risks versus benefits. *Current rheumatology reports*, *3*, 135–146.

Clarke-Jenssen, A.-C., Mengshoel, A. M., Strumse, Y. S., & Forseth, K. O. (2014). Effect of a fibromyalgia rehabilitation programme in warm versus cold climate: A randomized controlled study. *Journal of rehabilitation medicine*, *46*(7), 676–683.

Costa, P. B., Graves, B. S., Whitehurst, M., & Jacobs, P. L. (2009). The acute effects of different durations of static stretching on dynamic balance performance. *The Journal of Strength & Conditioning Research*, *23*(1), 141-147.

Da Costa, D., Abrahamowicz, M., Lowensteyn, I., Bernatsky, S., Dritsa, M., Fitzcharles, M. A., & Dobkin, P. L. (2005). A randomized clinical trial of an individualized home-based exercise programme for women with fibromyalgia. *Rheumatology*, *44*(11), 1422-1427.

Dagfinrud, H., Hagen, K. B., & Kvien, T. K. (2008). Physiotherapy interventions for ankylosing spondylitis. *Cochrane database of systematic reviews*, (1).

De Andrade, S. C., de Carvalho, R. F. P. P., Soares, A. S., de Abreu Freitas, R. P., de Medeiros Guerra, L. M., & Vilar, M. J. (2008). Thalassotherapy for fibromyalgia: a randomized controlled trial comparing aquatic exercises in sea water and water pool. *Rheumatology international*, *29*, 147-152.

de Melo Vitorino, D. F., de Carvalho, L. B. C., & do Prado, G. F. (2006). Hydrotherapy and conventional physiotherapy improve total sleep time and quality of life of fibromyalgia patients: Randomized clinical trial. *Sleep Medicine*, *7*(3), 293–296.

Decoster, L. C., Cleland, J., Altieri, C., & Russell, P. (2005). The effects of hamstring stretching on range of motion: a systematic literature review. *Journal of Orthopaedic & Sports Physical Therapy*, *35*(6), 377-387.

Demir-Göçmen, D., Altan, L. A. L. E., Korkmaz, N. İ. M. E. T., & Arabacı, R. (2013). Effect of supervised exercise program including balance exercises on the balance status and clinical signs in patients with fibromyalgia. *Rheumatology international*, *33*, 743-750.

Dias de Aguiar, S., Paixão Carvalho, J., Andrade Teles, D., & Pôrto, E. F. (2016). Benefício do Método Pilates em mulheres com fibromialgia. *ConScientiae Saude*, *15*(3).

Donatelle, R. J., & Kolen-Thompson, A. M. (2015). Chapter 4: Engaging in physical activity for health, fitness, and performance. *Health: the basics*. *6th ed.* Toronto: Pearson Canada Inc.

Donzelli, S., Di Domenica, F., Cova, A. M., Galletti, R., & Giunta, N. (2006). Two different techniques in the rehabilitation treatment of low back pain: a randomized controlled trial. *Europa medicophysica*, *42*(3), 205.

Dos Santos Coelho, L. F. (2008). The muscular flexibility training and the range of movement improvement: a critical literature review/O treino da flexibilidade muscular eo aumento da amplitude de movimento: uma revisao critica da literatura. *Motricidade*, *4*(4), 59-71.

Elvin, A., Siösteen, A.-K., Nilsson, A., & Kosek, E. (2006). Decreased muscle blood flow in fibromyalgia patients during standardised muscle exercise: A contrast media enhanced colour Doppler study. *European journal of pain*, *10*(2), 137–144.

Etnier, J. L., Karper, W. B., Gapin, J. I., Barella, L. A., Chang, Y. K., & Murphy, K. J. (2009). Exercise, fibromyalgia, and fibrofog: a pilot study. *Journal of Physical Activity and Health*, *6*(2), 239-246.

Eyigor, S., Karapolat, H., Durmaz, B., Ibisoglu, U., & Cakir, S. (2009). A randomized controlled trial of Turkish folklore dance on the physical performance, balance, depression and quality of life in older women. *Archives of gerontology and geriatrics*, *48*(1), 84–88.

Eyler, A. A., Brownson, R. C., Bacak, S. J., & Housemann, R. A. (2003). The epidemiology of walking for physical activity in the United States. *Medicine & Science in Sports & Exercise*, *35*(9), 1529-1536.

Faigenbaum, A. D., Kraemer, W. J., Blimkie, C. J., Jeffreys, I., Micheli, L. J., Nitka, M., & Rowland, T. W. (2009). Youth resistance training: Updated position statement paper from the national strength and conditioning association. *The Journal of Strength & Conditioning Research*, *23*, S60–S79.

Fitzcharles, M. A., & Dobkin, P. L. (2005). A randomized clinical trial of an individualized home-based exercise programme for women with fibromyalgia. *Rheumatology*, *44*(11), 1422-1427.

Fontaine, K. R., Conn, L., & Clauw, D. J. (2011). Effects of lifestyle physical activity in adults with fibromyalgia: results at follow-up. *JCR: Journal of Clinical Rheumatology*, *17*(2), 64-68.

Friedman, P., Eisen, G., & Miller, W. J. (2005). The Pilates Method of Physical and Mental Conditioning Doubleday and Company. *New York*.

Garber, C. E., Blissmer, B., Deschenes, M. R., Franklin, B. A., Lamonte, M. J., Lee, I.-M., Nieman, D. C., & Swain, D. P. (2011). American College of Sports Medicine position stand. Quantity and quality of exercise for developing and maintaining cardiorespiratory, musculoskeletal, and neuromotor fitness in apparently healthy adults: Guidance for prescribing exercise. *Medicine and science in sports and exercise*, *43*(7), 1334–1359.

García-Martínez, A. M., De Paz, J. A., & Márquez, S. (2012). Effects of an exercise programme on self-esteem, self-concept and quality of life in women with fibromyalgia: A randomized controlled trial. *Rheumatology international*, *32*, 1869–1876.

Geneen, L. J., Moore, R. A., Clarke, C., Martin, D., Colvin, L. A., & Smith, B. H. (2017). Physical activity and exercise for chronic pain in adults: An overview of Cochrane Reviews. *Cochrane Database of Systematic Reviews*, *4*.

Gentile, E., Quitadamo, S. G., Clemente, L., Bonavolontà, V., Lombardi, R., Lauria, G., Greco, G., Fischetti, F., & De Tommaso, M. (2024). A multicomponent physical activity home-based intervention for fibromyalgia patients: Effects on clinical and skin biopsy features. *Clinical and experimental rheumatology*, *42*, 1156-1163.

Gerdle, B., Grönlund, C., Karlsson, S. J., Holtermann, A., & Roeleveld, K. (2010). Altered neuromuscular control mechanisms of the trapezius muscle in fibromyalgia. *BMC musculoskeletal disorders*, *11*, 1–8.

Geytenbeek, J. (2002). Evidence for effective hydrotherapy. *Physiotherapy*, *88*(9), 514-529.

Ghavidel-Parsa, B., Bidari, A., Maafi, A. A., & Ghalebaghi, B. (2015). The iceberg nature of fibromyalgia burden: the clinical and economic aspects. *The Korean journal of pain, 28(3)*, 169.

Giannotti, E., Koutsikos, K., Pigatto, M., Rampudda, M. E., Doria, A., & Masiero, S. (2014). Medium-/long-term effects of a specific exercise protocol combined with patient education on spine mobility, chronic fatigue, pain, aerobic fitness and level of disability in fibromyalgia. *BioMed research international, 2014*.

Gomes Neto, M., Menezes, M. A., & Carvalho, V. O. (2014). Dance therapy in patients with chronic heart failure: a systematic review and a meta-analysis. *Clinical Rehabilitation, 28*(12), 1172-1179.

Guissard, N., & Duchateau, J. (2004). Effect of static stretch training on neural and mechanical properties of the human plantar-flexor muscles. *Muscle & Nerve: Official Journal of the American Association of Electrodiagnostic Medicine, 29*(2), 248-255.

Gusi, N., & Tomas-Carus, P. (2008). Cost-utility of an 8-month aquatic training for women with fibromyalgia: A randomized controlled trial. *Arthritis Research & Therapy, 10*, 1–8.

Gusi, N., Tomas-Carus, P., Häkkinen, A., Häkkinen, K., & Ortega-Alonso, A. (2006). Exercise in waist-high warm water decreases pain and improves health-related quality of life and strength in the lower extremities in women with fibromyalgia. *Arthritis Care & Research: Official Journal of the American College of Rheumatology, 55*(1), 66-73.

Haboush, A., Floyd, M., Caron, J., LaSota, M., & Alvarez, K. (2006). Ballroom dance lessons for geriatric depression: An exploratory study. *The Arts in psychotherapy, 33*(2), 89–97.

Häkkinen, A., Häkkinen, K., Hannonen, P., & Alen, M. (2001). Strength training induced adaptations in neuromuscular function of premenopausal women with fibromyalgia: comparison with healthy women. *Annals of the rheumatic diseases, 60*(1), 21-26.

Hanna, J. L. (1995). The power of dance: Health and healing. *The Journal of Alternative and Complementary Medicine, 1*(4), 323–331.

Häuser, W., Klose, P., Langhorst, J., Moradi, B., Steinbach, M., Schiltenwolf, M., & Busch, A. (2010). Efficacy of different types of aerobic exercise in fibromyalgia syndrome: a systematic review and meta-analysis of randomised controlled trials. *Arthritis research & therapy*, *12*, 1-14.

Ho, S. S., Dhaliwal, S. S., Hills, A. P., & Pal, S. (2012). The effect of 12 weeks of aerobic, resistance or combination exercise training on cardiovascular risk factors in the overweight and obese in a randomized trial. *BMC public health*, *12*, 1–10.

Houston, S., & McGill, A. (2013). A mixed-methods study into ballet for people living with Parkinson's. *Arts & health*, *5*(2), 103–119.

Hunt J, Bogg J. An evaluation of the impact of a FM self-management programme on patient morbidity and coping. *Advancing in Physiotherapy 2000*;2(4):168-75.

Huston, P., & McFarlane, B. (2016). Health benefits of tai chi: What is the evidence? *Canadian Family Physician*, *62*(11), 881–890.

Jahan, F., Nanji, K., Qidwai, W., & Qasim, R. (2012). Fibromyalgia syndrome: an overview of pathophysiology, diagnosis and management. *Oman medical journal*, *27*(3), 192.

Johnson, E. G., Larsen, A., Ozawa, H., Wilson, C. A., & Kennedy, K. L. (2007). The effects of Pilates-based exercise on dynamic balance in healthy adults. *Journal of bodywork and movement therapies*, *11*(3), 238-242.

Jones, K. D., & Liptan, G. L. (2009). Exercise interventions in fibromyalgia: clinical applications from the evidence. *Rheumatic Disease Clinics*, *35*(2), 373-391.

Jones, K. D., Adams, D., Winters-Stone, K., & Burckhardt, C. S. (2006). A comprehensive review of 46 exercise treatment studies in fibromyalgia (1988–2005). *Health and quality of life outcomes*, *4*, 1-6.

Jones, K. D., Burckhardt, C. S., Clark, S. R., Bennett, R. M., & Potempa, K. M. (2002). A randomized controlled trial of muscle strengthening versus flexibility training in fibromyalgia. *The Journal of rheumatology*, *29*(5), 1041-1048.

Jones, K. D., Burckhardt, C. S., Deodhar, A. A., Perrin, N. A., Hanson, G. C., & Bennett, R. M. (2008). A six-month randomized controlled trial of exercise and pyridostigmine in the treatment of fibromyalgia. *Arthritis & Rheumatism: Official Journal of the American College of Rheumatology, 58*(2), 612-622.

Jones, K. D., Clark, S. R., & Bennett, R. M. (2002). Prescribing exercise for people with fibromyalgia. *AACN Advanced Critical Care, 13*(2), 277–293.

Jones, K. D., Sherman, C. A., Mist, S. D., Carson, J. W., Bennett, R. M., & Li, F. (2012). A randomized controlled trial of 8-form Tai chi improves symptoms and functional mobility in fibromyalgia patients. *Clinical rheumatology, 31*, 1205–1214.

Joshi, M. N., Joshi, R., & Jain, A. P. (2009). Effect of amitriptyline vs. Physiotherapy in management of fibromyalgia syndrome: What predicts a clinical benefit? *Journal of Postgraduate Medicine, 55*(3), 185–189.

Kaltsatou, A. C., Kouidi, E. I., Anifanti, M. A., Douka, S. I., & Deligiannis, A. P. (2014). Functional and psychosocial effects of either a traditional dancing or a formal exercising training program in patients with chronic heart failure: A comparative randomized controlled study. *Clinical Rehabilitation, 28*(2), 128–138.

Kattenstroth, J.-C., Kalisch, T., Holt, S., Tegenthoff, M., & Dinse, H. R. (2013). Six months of dance intervention enhances postural, sensorimotor, and cognitive performance in elderly without affecting cardio-respiratory functions. *Frontiers in aging neuroscience, 5*, 5.

Kay, A. D., Husbands-Beasley, J., & Blazevich, A. J. (2015). Effects of contract–relax, static stretching, and isometric contractions on muscle–tendon mechanics. *Medicine & Science in Sports & Exercise, 47*(10), 2181-2190.

Kayo, A. H., Peccin, M. S., Sanches, C. M., & Trevisani, V. F. M. (2012). Effectiveness of physical activity in reducing pain in patients with fibromyalgia: a blinded randomized clinical trial. *Rheumatology international, 32*, 2285-2292.

King, S. J., Wessel, J., Bhambhani, Y., Sholter, D., & Maksymowych, W. (2002). The effects of exercise and education, individually or combined, in women with fibromyalgia. *The Journal of rheumatology, 29*(12), 2620-2627.

Klaperski, S., von Dawans, B., Heinrichs, M., & Fuchs, R. (2014). Effects of a 12-week endurance training program on the physiological response to psychosocial stress in men: a randomized controlled trial. *Journal of behavioral medicine, 37*, 1118-1133.

Koch, S. C., Morlinghaus, K., & Fuchs, T. (2007). The joy dance: Specific effects of a single dance intervention on psychiatric patients with depression. *The arts in Psychotherapy, 34*(4), 340–349.

Koltyn, K. F. (2000). Analgesia following exercise: a review. *Sports medicine, 29*, 85-98.

Kristensen, J., & Franklyn-Miller, A. (2012). Resistance training in musculoskeletal rehabilitation: A systematic review. *British journal of sports medicine, 46*(10), 719–726.

Lane, A., Hewston, R., Redding, E., & Whyte, G. P. (2003). Mood changes following modern-dance classes. *Social Behavior and Personality: an international journal, 31*(5), 453–460.

Langhorst, J., Musial, F., Klose, P., & Häuser, W. (2009). Efficacy of hydrotherapy in fibromyalgia syndrome—a meta-analysis of randomized controlled clinical trials. *Rheumatology, 48*(9), 1155-1159.

Lanuez, F. V., Jacob-Filho, W., Lanuez, M. V., & Oliveira, A. C. B. D. (2011). Comparative study of the effects of two programs of physical exercises in flexibility and balance of healthy elderly individuals with and without major depression. *Einstein (São Paulo), 9*, 307-312.

Lee, J. Y., Kim, H. L., & Lim, J. (2013). The effect of korean dance program on climacteric symptoms and blood lipid in rural middle-aged women. *International Journal of Bio-Science and Bio-Technology, 5*(6), 81–90.

Levine, B., Kaplanek, B., Scafura, D., & Jaffe, W. L. (2007). Rehabilitation after Total Hip and Knee Arthroplasty. *Bulletin of the NYU Hospital for joint diseases, 65*(2).

Lewis, C., Annett, L. E., Davenport, S., Hall, A. A., & Lovatt, P. (2016). Mood changes following social dance sessions in people with Parkinson's disease. *Journal of Health Psychology, 21*(4), 483–492.

López-Rodríguez, M. M., Fernández-Martínez, M., Matarán-Peñarrocha, G. A., Rodríguez-Ferrer, M. E., Gámez, G. G., & Ferrándiz, E. A. (2013). Efectividad de la biodanza acuática sobre la calidad del sueño, la ansiedad y otros síntomas en pacientes con fibromialgia. *Medicina Clínica*, *141*(11), 471–478.

Lopresti, A. L., Hood, S. D., & Drummond, P. D. (2013). A review of lifestyle factors that contribute to important pathways associated with major depression: diet, sleep and exercise. *Journal of affective disorders*, *148*(1), 12-27.

Macfarlane, G. J., Kronisch, C., Dean, L. E., Atzeni, F., Häuser, W., Fluß, E., ... & Jones, G. T. (2017). EULAR revised recommendations for the management of fibromyalgia. *Annals of the rheumatic diseases*, *76*(2), 318-328.

Mannerkorpi, K., Nordeman, L., Cider, Å., & Jonsson, G. (2010). Does moderate-to-high intensity Nordic walking improve functional capacity and pain in fibromyalgia? A prospective randomized controlled trial. *Arthritis research & therapy*, *12*, 1-10.

Mannerkorpi, K., Nordeman, L., Ericsson, A., & Arndorw, M. (2009). Pool exercise for patients with fibromyalgia or chronic widespread pain: a randomized controlled trial and subgroup analyses. *Journal of rehabilitation medicine*, *41*(9), 751-760.

Maquet, D., Croisier, J.-L., Renard, C., & Crielaard, J.-M. (2002). Muscle performance in patients with fibromyalgia. *Joint Bone Spine*, *69*(3), 293–299.

Martin, L., Nutting, A., MacIntosh, B. R., Edworthy, S. M., Butterwick, D., & Cook, J. (1996). An exercise program in the treatment of fibromyalgia. *The Journal of Rheumatology*, *23*(6), 1050–1053.

Martin, L., Oepen, R., Bauer, K., Nottensteiner, A., Mergheim, K., Gruber, H., & Koch, S. C. (2018). Creative arts interventions for stress management and prevention—A systematic review. *Behavioral Sciences*, *8*(2), 28.

Matsutani, L. A., Assumpção, A., & Marques, A. P. (2012). Exercícios de alongamento muscular e aeróbico no tratamento da fibromialgia: estudo piloto. *Fisioterapia em Movimento*, *25*, 411-418.

McLoughlin, M. J., Stegner, A. J., & Cook, D. B. (2011). The relationship between physical activity and brain responses to pain in fibromyalgia. *The journal of pain*, *12*(6), 640-651.

McMillian, D. J., Moore, J. H., Hatler, B. S., & Taylor, D. C. (2006). Dynamic vs. static-stretching warm up: the effect on power and agility performance. *The Journal of Strength & Conditioning Research, 20*(3), 492-499.

Meiworm, L., Jakob, E., Walker, U. A., Peter, H. H., & Keul, J. (2000). Patients with fibromyalgia benefit from aerobic endurance exercise. *Clinical Rheumatology, 19*, 253-257.

Mengshoel, A. M., Komnaes, H. B., & Førre, O. (1992). The effects of 20 weeks of physical fitness training in female patients with fibromyalgia. *Clinical and experimental rheumatology, 10*(4), 345–349.

Merom, D., Ding, D., & Stamatakis, E. (2016). Dancing participation and cardiovascular disease mortality: A pooled analysis of 11 population-based British cohorts. *American journal of preventive medicine, 50*(6), 756–760.

Mitani, Y., Fukunaga, M., Kanbara, K., Takebayashi, N., Ishino, S., & Nakai, Y. (2006). Evaluation of psychophysiological asymmetry in patients with fibromyalgia syndrome. *Applied psychophysiology and biofeedback, 31*, 217-225.

Moffet, H., Noreau, L., Parent, E., & Drolet, M. (2000). Feasibility of an eight-week dance-based exercise program and its effects on locomotor ability of persons with functional class III rheumatoid arthritis. *Arthritis Care & Research, 13*(2), 100–111.

Moylan, S., Eyre, H. A., Maes, M., Baune, B. T., Jacka, F. N., & Berk, M. (2013). Exercising the worry away: how inflammation, oxidative and nitrogen stress mediates the beneficial effect of physical activity on anxiety disorder symptoms and behaviours. *Neuroscience & Biobehavioral Reviews, 37*(4), 573-584.

Mulholland, S. J., & Wyss, U. P. (2001). Activities of daily living in non-Western cultures: range of motion requirements for hip and knee joint implants. *International Journal of Rehabilitation Research, 24*(3), 191-198.

Murillo-Garcia, A., Villafaina, S., Adsuar, J. C., Gusi, N., & Collado-Mateo, D. (2018). Effects of dance on pain in patients with fibromyalgia: A systematic review and meta-analysis. *Evidence-Based Complementary and Alternative Medicine, 2018*.

Muscolino, J. E., & Cipriani, S. (2004). Pilates and the "powerhouse"—I. *Journal of bodywork and movement therapies*, *8*(1), 15-24.

Nijs, J., Roussel, N., Van Oosterwijck, J., De Kooning, M., Ickmans, K., Struyf, F., ... & Lundberg, M. (2013). Fear of movement and avoidance behaviour toward physical activity in chronic-fatigue syndrome and fibromyalgia: state of the art and implications for clinical practice. *Clinical rheumatology*, *32*, 1121-1129.

Nüesch, E., Häuser, W., Bernardy, K., Barth, J., & Jüni, P. (2013). Comparative efficacy of pharmacological and non-pharmacological interventions in fibromyalgia syndrome: network meta-analysis. *Annals of the rheumatic diseases*, *72*(6), 955-962.

Nunan, D., Mahtani, K. R., Roberts, N., & Heneghan, C. (2013). Physical activity for the prevention and treatment of major chronic disease: an overview of systematic reviews. *Systematic reviews*, *2*, 1-6.

Painter, P., Stewart, A. L., & Carey, S. (1999). Physical functioning: Definitions, measurement, and expectations. *Advances in renal replacement therapy*, *6*(2), 110–123.

Paolucci, T., Vetrano, M., Zangrando, F., Vulpiani, M. C., Grasso, M. R., Trifoglio, D., ... & Guidetti, L. (2015). MMPI-2 profiles and illness perception in fibromyalgia syndrome: The role of therapeutic exercise as adapted physical activity. *Journal of Back and Musculoskeletal Rehabilitation*, *28*(1), 101-109.

Park, J. H., Niermann, K. J., & Olsen, N. J. (2000). Evidence for metabolic abnormalities in the muscles of patients with fibromyalgia. *Current Rheumatology Reports*, *2*(2), 131-140.

Peluso, M. A. M., & De Andrade, L. H. S. G. (2005). Physical activity and mental health: the association between exercise and mood. *Clinics*, *60*(1), 61-70.

Penelope, L. (2002). Updating the principles of the Pilates method—Part 2. *Journal of Bodywork & Movement Therapies*, *2*(6), 94-101.

Pinniger, R., Brown, R. F., Thorsteinsson, E. B., & McKinley, P. (2012). Argentine tango dance compared to mindfulness meditation and a waiting-list control: A randomised trial for treating depression. *Complementary therapies in medicine*, *20*(6), 377–384.

Pollock, M. L., Gaesser, G. A., Butcher, J. D., Després, J.-P., Dishman, R. K., Franklin, B. A., & Garber, C. E. (1998). ACSM position stand: The recommended quantity and quality of exercise for developing and maintaining cardiorespiratory and muscular fitness, and flexibility in healthy adults. *Journals AZ> Medicine & Science, 30*(6).

Purser, A. (2019). Dancing intercorporeality: A health humanities perspective on dance as a healing art. *Journal of Medical Humanities, 40*(2), 253–263.

Raftery, G., Bridges, M., Heslop, P., & Walker, D. J. (2009). Are fibromyalgia patients as inactive as they say they are?. *Clinical rheumatology, 28*, 711-714.

Ramsay, C., Moreland, J., Ho, M., Joyce, S., Walker, S., & Pullar, T. (2000). An observer-blinded comparison of supervised and unsupervised aerobic exercise regimens in fibromyalgia. *Rheumatology, 39*(5), 501-505.

Rees, S. S., Murphy, A. J., Watsford, M. L., McLachlan, K. A., & Coutts, A. J. (2007). Effects of proprioceptive neuromuscular facilitation stretching on stiffness and force-producing characteristics of the ankle in active women. *The Journal of Strength & Conditioning Research, 21*(2), 572-577.

Romero-Zurita, A., Carbonell-Baeza, A., Aparicio, V. A., Ruiz, J. R., Tercedor, P., & Delgado-Fernández, M. (2012). Effectiveness of a tai-chi training and detraining on functional capacity, symptomatology and psychological outcomes in women with fibromyalgia. *Evidence-based complementary and alternative medicine, 2012*.

Rooks, D. S. (2008). Talking to patients with fibromyalgia about physical activity and exercise. *Current opinion in Rheumatology, 20*(2), 208-212.

Rooks, D. S., Gautam, S., Romeling, M., Cross, M. L., Stratigakis, D., Evans, B., ... & Katz, J. N. (2007). Group exercise, education, and combination self-management in women with fibromyalgia: a randomized trial. *Archives of internal medicine, 167*(20), 2192-2200.

Rooks, D. S., Silverman, C. B., & Kantrowitz, F. G. (2002). The effects of progressive strength training and aerobic exercise on muscle strength and cardiovascular fitness in women with fibromyalgia: A pilot study. *Arthritis Care & Research: Official Journal of the American College of Rheumatology*, *47*(1), 22–28.

Salaffi, F., Ciapetti, A., Gasparini, S., Atzeni, F., Sarzi-Puttini, P., & Baroni, M. (2015). Web/Internet-based telemonitoring of a randomized controlled trial evaluating the time-integrated effects of a 24-week multicomponent intervention on key health outcomes in patients with fibromyalgia. *Clin Exp Rheumatol*, *33*(1 Suppl 88), S93-101.

Saltskår Jentoft, E., Grimstvedt Kvalvik, A., & Marit Mengshoel, A. (2001). Effects of pool-based and land-based aerobic exercise on women with fibromyalgia/chronic widespread muscle pain. *Arthritis Care & Research: Official Journal of the American College of Rheumatology*, *45*(1), 42–47.

Sawynok, J. (2018). Benefits of Tai Chi for fibromyalgia. In *Pain Management* (Vol. 8, Fascicolo 4, pp. 247–250). Future Medicine.

Schachter, C. L., Busch, A. J., Peloso, P. M., & Sheppard, M. S. (2003). Effects of short versus long bouts of aerobic exercise in sedentary women with fibromyalgia: a randomized controlled trial. *Physical therapy*, *83*(4), 340-358.

Schmidt-Wilcke, T., & Clauw, D. J. (2011). Fibromyalgia: from pathophysiology to therapy. *Nature Reviews Rheumatology*, *7*(9), 518-527.

Schwingshackl, L., Missbach, B., Dias, S., König, J., & Hoffmann, G. (2014). Impact of different training modalities on glycaemic control and blood lipids in patients with type 2 diabetes: A systematic review and network meta-analysis. *Diabetologia*, *57*(9), 1789–1797.

Segal, N. A., Hein, J., & Basford, J. R. (2004). The effects of Pilates training on flexibility and body composition: an observational study. *Archives of physical medicine and rehabilitation*, *85*(12), 1977-1981.

Segura-Jiménez, V., Romero-Zurita, A., Carbonell-Baeza, A., Aparicio, V. A., Ruiz, J. R., & Delgado-Fernández, M. (2014). Effectiveness of tai-chi for decreasing acute pain in fibromyalgia patients. *International journal of sports medicine*, *35*(05), 418–423.

Sencan, S., Ak, S., Karan, A., Muslumanoglu, L., Ozcan, E., & Berker, E. (2004). A study to compare the therapeutic efficacy of aerobic exercise and paroxetine in fibromyalgia syndrome. *Journal of Back and Musculoskeletal Rehabilitation, 17*(2), 57-61.

Sharp, K., & Hewitt, J. (2014). Dance as an intervention for people with Parkinson's disease: A systematic review and meta-analysis. *Neuroscience & Biobehavioral Reviews, 47*, 445–456.

Soriano-Maldonado, A., Estévez-López, F., Segura-Jimenez, V., Aparicio, V. A., Alvarez-Gallardo, I. C., Herrador-Colmenero, M., ... & al-Ándalus Project. (2016). Association of physical fitness with depression in women with fibromyalgia. *Pain Medicine, 17*(8), 1542-1552.

Staud, R., Robinson, M. E., & Price, D. D. (2005). Isometric exercise has opposite effects on central pain mechanisms in fibromyalgia patients compared to normal controls. *Pain, 118*(1–2), 176–184.

Turk, D. C. (2020). Suffering and dysfunction in fibromyalgia syndrome. In *The Clinical Neurobiology of Fibromyalgia and Myofascial Pain* (pp. 85-96). CRC Press.

Valencia, M., Alonso, B., Alvarez, M. J., Barrientos, M. J., Ayán, C., & Sánchez, V. M. (2009). Effects of 2 physiotherapy programs on pain perception, muscular flexibility, and illness impact in women with fibromyalgia: a pilot study. *Journal of manipulative and physiological therapeutics, 32*(1), 84-92.

Valim, V., Oliveira, L., Suda, A., Silva, L., de Assis, M., Neto, T. B., Feldman, D., & Natour, J. (2003). Aerobic fitness effects in fibromyalgia. *The Journal of rheumatology, 30*(5), 1060–1069.

Valkeinen, H., Alen, M., Hannonen, P., Häkkinen, A., Airaksinen, O., & Häkkinen, K. (2004). Changes in knee extension and flexion force, EMG and functional capacity during strength training in older females with fibromyalgia and healthy controls. *Rheumatology, 43*(2), 225-228.

Vankova, H., Holmerova, I., Machacova, K., Volicer, L., Veleta, P., & Celko, A. M. (2014). The effect of dance on depressive symptoms in nursing home residents. *Journal of the American Medical Directors Association, 15*(8), 582–587.

Verhagen, A. P., Cardoso, J. R., & Bierma-Zeinstra, S. M. (2012). Aquatic exercise & balneotherapy in musculoskeletal conditions. *Best Practice & Research Clinical Rheumatology, 26*(3), 335-343.

Wang, C., Schmid, C. H., Fielding, R. A., Harvey, W. F., Reid, K. F., Price, L. L., Driban, J. B., Kalish, R., Rones, R., & McAlindon, T. (2018). Effect of tai chi versus aerobic exercise for fibromyalgia: Comparative effectiveness randomized controlled trial. *bmj*, *360*.

Wang, C., Schmid, C. H., Rones, R., Kalish, R., Yinh, J., Goldenberg, D. L., Lee, Y., & McAlindon, T. (2010). A randomized trial of tai chi for fibromyalgia. *New England Journal of Medicine*, *363*(8), 743–754.

Wayne, P. M., & Kaptchuk, T. J. (2008). Challenges inherent to t'ai chi research: Part I—t'ai chi as a complex multicomponent intervention. *The Journal of Alternative and Complementary Medicine*, *14*(1), 95–102.

Winters, M. V., Blake, C. G., Trost, J. S., Marcello-Brinker, T. B., Lowe, L., Garber, M. B., & Wainner, R. S. (2004). Passive versus active stretching of hip flexor muscles in subjects with limited hip extension: a randomized clinical trial. *Physical therapy*, *84*(9), 800-807.

Wong, A., Figueroa, A., Sanchez-Gonzalez, M. A., Son, W.-M., Chernykh, O., & Park, S.-Y. (2018). Effectiveness of tai chi on cardiac autonomic function and symptomatology in women with fibromyalgia: A randomized controlled trial. *Journal of aging and physical activity*, *26*(2), 214–221.

Woolstenhulme, M. T., Griffiths, C. M., Woolstenhulme, E. M., & Parcell, A. C. (2006). Ballistic stretching increases flexibility and acute vertical jump height when combined with basketball activity. *The Journal of Strength & Conditioning Research*, *20*(4), 799-803.

Yang, P. Y., Ho, K. H., Chen, H. C., & Chien, M. Y. (2012). Exercise training improves sleep quality in middle-aged and older adults with sleep problems: a systematic review. *Journal of physiotherapy*, *58*(3), 157-163.

Yu, A. P., Tam, B. T., Lai, C. W., Yu, D. S., Woo, J., Chung, K.-F., Hui, S. S., Liu, J. Y., Wei, G. X., & Siu, P. M. (2018). Revealing the neural mechanisms underlying the beneficial effects of Tai Chi: A neuroimaging perspective. *The American journal of Chinese medicine*, *46*(02), 231–259.

Zamunér, A. R., Andrade, C. P., Arca, E. A., & Avila, M. A. (2019). Impact of water therapy on pain management in patients with fibromyalgia: current perspectives. *Journal of Pain Research*, 1971-2007.

Capitolo V
LINEE GUIDA PER LA PRESCRIZIONE DELL'ESERCIZIO FISICO E APPLICAZIONI PRATICHE

di G. Greco, F. Festa, V. Pugliese, F. Fischetti

5.1 Programmazione dell'allenamento: teoria e applicazioni

In merito alla prescrizione dell'esercizio fisico è doveroso specificare che alla base vi è un processo di programmazione. La programmazione di un allenamento è un atto di strutturazione sistematica dell'intero processo di allenamento basato su esperienze pratiche e conoscenze scientifiche, che mira al raggiungimento di un obiettivo atletico nel rispetto del livello prestazionale dell'individuo (Martin et al., 1997).

La programmazione, dunque, è fondamentale per determinare il processo di allenamento in sé per sé; nello specifico l'allenamento viene definito come quel processo che tende al miglioramento dei rispettivi obiettivi prefissati (Martin et al., 1997).

Il concetto di allenamento è strettamente correlato a quello di attività ed esercizio fisico. In particolare, l'attività fisica può essere adattata alle esigenze dei diversi soggetti; nasce così il concetto di Attività Fisica Adattata (AFA).

L'AFA fa riferimento a tutti i programmi di esercizio fisico creati per soggetti fragili con specifiche necessità perché disabili, malati o anziani. Questo termine fu introdotto nel 1973, anno di fondazione della Federazione Internazionale Attività Fisica Adattata. I protocolli sono creati per persone con malattie croniche in situazione di stabilità e hanno come scopo principale quello di modificare lo stile di vita per mantenere e migliorare lo stato di salute e per prevenire eventuali peggioramenti legati alla sedentarietà (Farinella et al., 2016).

Come risulta evidente dalla letteratura scientifica, uno stile di vita fisicamente attivo che soddisfi o superi le raccomandazioni minime per l'attività fisica conferisce numerosi benefici legati alla salute (Eijsvogels & Thompson, 2015; Lundqvist et al., 2017). Anche un impegno iniziale a livelli inferiori a quelli raccomandati induce benefici per la salute (Wen et al., 2011), così come la riduzione della quantità di sedentarietà (Same et al., 2016). Anche se non è possibile prevenire completamente tutte le malattie croniche non trasmissibili conosciute, è certamente possibile ritardarne l'insorgenza riducendo la sedentarietà e praticando esercizio e attività fisica regolare.

A tale scopo l'Organizzazione Mondiale della Sanità (WHO, 2020) ha fornito le linee guida per l'attività fisica con le raccomandazioni specifiche per diverse fasce d'età e gruppi di popolazione. Ecco le principali raccomandazioni:

- Bambini e adolescenti (5-17 anni)

- Almeno 60 minuti al giorno di attività fisica ad intensità moderata o vigorosa, principalmente aerobica.

- Almeno 3 volte a settimana includere attività che rafforzano muscoli e ossa.

- Adulti (18-64 anni)

- 150-300 minuti a settimana di attività aerobica di intensità moderata, oppure 75-150 minuti a settimana di attività aerobica vigorosa, o una combinazione equivalente.

- Almeno 2 volte a settimana, includere attività di rafforzamento muscolare che coinvolgano i principali gruppi muscolari.

- Anziani (>65 anni)

- Stesse raccomandazioni degli adulti, con l'aggiunta di attività fisiche che migliorano l'equilibrio e prevengono le cadute, almeno 3 volte a settimana.

- Persone con condizioni croniche o disabilità

- Seguire le stesse raccomandazioni degli adulti, adattando l'intensità e il tipo di attività alle proprie capacità e condizioni di salute.

Queste linee guida sottolineano l'importanza di ridurre i comportamenti sedentari e di integrare l'attività fisica nella routine quotidiana per migliorare la salute generale (Bull et al., 2020). Ad esempio, il miglioramento dell'efficienza cardiorespiratoria o della fitness fisica favorisce meccanismi biologici che influenzano favorevolmente la glicemia e i lipidi, la sensibilità all'insulina, la composizione corporea e la funzione cognitiva (Coombes et al., 2015). Allo stesso modo, si ritiene che il comportamento sedentario, definito come un dispendio energetico di 1,5 MET, sia un fattore di rischio cardiovascolare indipendente dai livelli di attività fisica (Same et al., 2016).

L'ACSM ha creato l'iniziativa "Esercizio è Medicina (EIM)" con l'obiettivo di convincere i medici e gli operatori sanitari a includere l'attività fisica nei piani di trattamento prescritti per i loro pazienti. Coombes et al. (2015) descrivono un approccio in sei fasi.

In generale, questo approccio ruota attorno alla crescente consapevolezza dell'importanza di uno stile di vita fisicamente attivo, indirizzando adeguatamente i pazienti a professionisti qualificati dell'esercizio fisico ossia i chinesiologi. La **professione del chinesiologo**, figura laureata in almeno uno dei corsi di laurea in Scienze motorie, è stata istituita e regolamentata, in Italia, dall'art. 41 del Decreto legislativo 28 febbraio 2021, n. 36, in attuazione dell'art. 5 della Legge 8 agosto 2019, n. 86; essa si articola nelle figure professionali del chinesiologo di base, del chinesiologo delle attività motorie preventive e adattate, del chinesiologo sportivo e del manager dello sport.

L'esercizio fisico può ridurre i sintomi e migliorare la capacità funzionale e gli esiti legati alla malattia. A tal fine, questo capitolo fornisce le indicazioni e le competenze necessarie di cui un chinesiologo ha bisogno per sviluppare e implementare la prescrizione di esercizi sicura ed efficace.

Una prescrizione di esercizi è una guida specifica fornita a un individuo per l'esecuzione di un programma di allenamento.

Nonostante l'uso del termine "prescrizione", lo sviluppo di una prescrizione di esercizi non richiede necessariamente l'approvazione di un medico. In alcune situazioni, tuttavia, potrebbe richiederla, soprattutto quando la prescrizione è sviluppata per un paziente con una malattia o un disturbo clinicamente manifesto (Pescatello et al., 2004).

Gli individui incaricati di sviluppare una prescrizione di esercizi spesso scoprono che farlo è sia un'arte che una scienza; devono possedere le conoscenze e le competenze necessarie e devono essere in grado di articolare e mettere in atto una prescrizione sicura e pratica.

Lo scopo principale della prescrizione degli esercizi è fornire una guida valida e sicura per una salute ottimale e miglioramenti nell'efficienza fisica. La specificità della prescrizione dell'esercizio fisico dovrebbe essere adeguata alla natura della popolazione clinica (Garber et al., 2011).

L'American College of Sports Medicine (www.acsm.org/education-resources) ha pubblicato le Position Stands su diverse popolazioni, comprese le persone sane e quelle con malattia coronarica, osteoporosi, ipertensione e diabete, nonché le persone anziane. La prescrizione degli esercizi riguarda prevalentemente le cinque componenti della fitness fisica relative alla salute:

1. Fitness cardiovascolare o Resistenza cardiorespiratoria: la capacità del sistema cardiorespiratorio di trasportare ossigeno per l'attività dei muscoli scheletrici durante un esercizio submassimale prolungato e la capacità dei muscoli scheletrici di utilizzare l'ossigeno attraverso le vie metaboliche. Può essere misurata tramite il test diretto del VO_2max.

2. Forza muscolare: la capacità di un muscolo o di un gruppo muscolare di esercitare forza contro una resistenza. Può essere valutata attraverso esercizi che prevedono un sollevamento di un carico e misurata tramite il test di una ripetizione massima (1RM).

3. Resistenza muscolare: capacità di produrre forza submassimale per un periodo prolungato. Viene misurata attraverso esercizi contro resistenza a basso carico.

4. Flessibilità: la capacità di un'articolazione di muoversi attraverso il suo range di movimento completo. Viene misurata per gli arti inferiori tramite il test sit and reach.

5. Composizione corporea: la proporzione di grasso corporeo rispetto alla massa magra (muscoli, ossa, acqua, ecc.). È valutata attraverso metodi come la plicometria, la bioimpedenziometria (BIA) o la DEXA (Dual-Energy X-ray Absorptiometry).

Ciascuno di questi componenti della fitness fisica è correlato ad almeno un aspetto della salute e ciascun componente è influenzato positivamente dall'allenamento fisico, probabilmente riducendone il rischio di una malattia cronica primaria o secondaria (ACSM, 2017).

Pertanto, l'importanza dell'esercizio fisico regolare e dell'attività fisica per la salute generale è ben consolidata. I benefici generali dell'esercizio fisico regolare sono i seguenti (Ehrman et al., 2023):

- Miglioramento cardiorespiratorio e muscolo-scheletrico
- Ridotto rischio di obesità fitness
- Miglioramento metabolico, endocrino e immunitario

- Miglioramento generale della qualità della vita correlata alla salute funzione
- Ridotta mortalità per tutte le cause
- Ridotto rischio di malattie cardiovascolari
- Rischio ridotto di alcuni tumori (p.es., colon, seno)
- Ridotto rischio di osteoporosi e artrosi
- Miglioramento del comportamento sanitario
- Rischio ridotto di diabete non insulino-dipendente
- Miglioramento del metabolismo del glucosio
- Rischio ridotto di caduta
- Miglioramento del ritmo del sonno

Inoltre, il chinesiologo deve anche considerare diversi aspetti delle condizioni psicosociali di una persona, come quelli rilevanti per iniziare e aderire ad un programma di allenamento fisico (Ehrman et al., 2023).

L'arte di prescrivere l'esercizio implica l'integrazione riuscita della scienza dell'esercizio fisico con le tecniche comportamentali in modo tale da garantire la conformità al programma a lungo termine e il raggiungimento degli obiettivi individuali. A differenza delle discipline come chimica o fisica, la fisiologia e la psicologia non sono sempre esatte (Ehrman et al., 2023).

Non possiamo sempre prevedere con precisione le risposte fisiologiche o psicologiche perché numerosi fattori, tra cui i fattori confondenti possono influenzare il risultato. Questi includono, ma non sono limitati a, età, condizioni fisiche e ambientali, sesso, esperienze precedenti, genetica e alimentazione. Quando si sviluppa una prescrizione di esercizi è necessario seguire le linee guida di base. In tal modo si può contribuire a ottenere la risposta desiderata sia durante una singola sessione di allenamento che nel corso di un periodo di allenamento prolungato. Bisogna tener presente, tuttavia, che non tutte le persone rispondono come previsto, soprattutto quelle con malattie croniche (Ehrman et al., 2023).

L'ACSM elenca diverse ragioni per modificare la prescrizione di esercizi in individui selezionati:

- Variazione nelle risposte oggettive (fisiologiche) e soggettive (percettive) a un allenamento con esercizi
- Variazione nella quantità e nel tasso di risposte all'allenamento
- Differenze negli obiettivi tra individui
- Varianza nei cambiamenti comportamentali rispetto alla prescrizione dell'esercizio

Ognuna di queste ragioni dovrebbe essere considerata sia per lo sviluppo iniziale che per la successiva revisione della prescrizione degli esercizi. Una prescrizione di esercizi modificata non dovrebbe essere considerata adeguata a meno che non ne venga valutata l'efficacia nel tempo. Di norma, la prescrizione di esercizi di una persona dovrebbe essere rivalutata settimanalmente finché i suoi parametri non appaiono sicuri e adeguati a migliorare i comportamenti legati alla salute e gli indici fisiologici selezionati (ACSM, 2017).

Un programma di allenamento completo dovrebbe includere esercizi di flessibilità, forza ed esercizi cardiorespiratori (aerobici). L'ordine della routine di allenamento è importante sia per la sicurezza che per l'efficacia.

In generale, per sviluppare o mantenere l'intera gamma di movimento, si consiglia di effettuare stretching statico (non balistico) o allenamento di flessibilità dopo un periodo di riscaldamento di 4-5 minuti o dopo una routine di allenamento aerobico o di forza per ridurre il rischio di lesioni muscolari e dolore. In una popolazione clinica, se l'allenamento aerobico e l'allenamento della forza si svolgono lo stesso giorno, l'approccio migliore è eseguire prima l'attività che costituisce l'obiettivo principale dell'allenamento di quel giorno (Ehrman et al., 2023).

Una prescrizione completa degli esercizi dovrebbe considerare gli obiettivi specifici di ogni persona. Gli obiettivi comuni includono quanto segue:

- Migliorare l'aspetto
- Migliorare la qualità della vita
- Gestire il peso
- Preparazione per la competizione

- Migliorare la salute generale per ridurre il rischio di insorgenza primaria o secondaria di malattie
- Ridurre il peso di una malattia o condizione cronica (affaticamento precoce, depressione, perdita di controllo personale, impatto economico) (Ehrman et al., 2023).

Le persone con malattie specifiche spesso hanno obiettivi direttamente correlati all'inversione o alla riduzione della progressione della malattia e dei suoi effetti collaterali o degli effetti collaterali delle terapie utilizzate per trattare il disturbo. Un chinesiologo deve avere una comprensione completa di come modificare la prescrizione generale dell'esercizio in modo da fornire al paziente le migliori possibilità di successo nel raggiungimento dell'obiettivo desiderato. Inoltre, dovrebbe aiutare a valutare se gli obiettivi sono realistici e discuterli con i pazienti quando non lo sono (Ehrman et al., 2023).

I principi di allenamento di base si applicano a tutti i tipi di programmi di esercizio fisico, indipendentemente dal fatto che l'obiettivo sia quello di migliorare la fitness cardiorespiratoria, quella muscoloscheletrica, la composizione corporea o la flessibilità. I principi dell'allenamento sono i seguenti:

- *Principio di specificità.*
  Il principio di specificità afferma che le risposte fisiologiche e metaboliche dell'organismo e gli adattamenti

all'allenamento sono specifici al tipo di esercizio e ai gruppi muscolari coinvolti. Ad esempio, le attività motorie che richiedono contrazioni continue, dinamiche e ritmiche di grandi gruppi muscolari sono più adatte per stimolare miglioramenti nella resistenza cardiorespiratoria; gli esercizi di stretching sviluppano la gamma di movimento articolare e la flessibilità; e gli esercizi contro resistenza sono efficaci per migliorare la forza muscolare e la resistenza muscolare. Inoltre, i guadagni in termini di efficienza muscolare dipendono dai gruppi muscolari allenati, dal tipo e dalla velocità di contrazione e dall'intensità dell'allenamento (Gibson et al., 2024).

- *Principio dell'allenamento al sovraccarico.*
Per favorire il miglioramento delle componenti della fitness fisica è necessario abituare i sistemi fisiologici del corpo utilizzando carichi maggiori (principio del sovraccarico) rispetto a quelli a cui l'individuo è abituato. Man mano che gli individui si avvicinano al loro tetto genetico, il tasso di miglioramento della fitness fisica rallenta e alla fine si stabilizza (principio dei rendimenti decrescenti). Il sovraccarico può essere ottenuto aumentando la frequenza, l'intensità e la durata dell'esercizio aerobico. I gruppi muscolari possono essere sovraccaricati in modo efficace aumentando il numero di ripetizioni, serie o esercizi in

programmi che migliorano la forma fisica e la flessibilità muscolare (Gibson et al., 2024).

- *Principio di progressione.*
Durante tutto il programma di allenamento, è necessario aumentare progressivamente il volume di allenamento, o sovraccarico, per stimolare ulteriori miglioramenti. La progressione deve essere graduale perché fare troppo e troppo presto può causare lesioni muscoloscheletriche (Gibson et al., 2024).

- *Principio dei valori iniziali.*
Gli individui con bassi livelli iniziali di fitness fisica mostreranno maggiori guadagni relativi (%) e un tasso di miglioramento più rapido in risposta all'allenamento rispetto agli individui con livelli di fitness fisica medi o elevati (principio dei valori iniziali). Ad esempio, durante il primo mese di un programma di esercizi aerobici, il VO_2 max di un soggetto con scarsa capacità di resistenza cardiorespiratoria può migliorare del 12% o più, mentre un atleta di resistenza altamente allenato può migliorare solo dell'1% o meno. Questo è uno dei motivi principali per cui alcuni individui abbandonano i programmi di allenamento (Gibson et al., 2024).

- *Principio di variabilità interindividuale.*

  Le risposte individuali a uno stimolo allenante sono piuttosto variabili e dipendono da una serie di fattori quali l'età, il livello di forma fisica iniziale e lo stato di salute (principio di variabilità interindividuale). È quindi necessario progettare programmi di esercizi tenendo conto delle esigenze, degli interessi e delle capacità specifici di ciascun cliente e sviluppare prescrizioni di esercizi personalizzate che tengano conto delle differenze e preferenze individuali (Gibson et al., 2024).

- *Principio dei rendimenti decrescenti.*

  Ogni persona ha un tetto genetico che limita l'entità del miglioramento possibile con l'allenamento fisico. Man mano che gli individui si avvicinano al loro tetto genetico, il tasso di miglioramento della fitness fisica rallenta e alla fine si stabilizza (Gibson et al., 2024).

- *Principio di reversibilità.*

  Gli effetti fisiologici positivi e i benefici per la salute derivanti da un'attività fisica regolare e dall'esercizio fisico sono reversibili. Quando gli individui interrompono i programmi di esercizio fisico (detraining), la capacità di esercizio diminuisce rapidamente. Nel giro di pochi mesi, la maggior parte dei miglioramenti apportati alla formazione vengono persi (Gibson et al., 2024).

Essendo la fibromialgia (FM) classificata come malattia cronica non trasmissibile, le stesse raccomandazioni e gli stessi principi, citati in precedenza, possono essere utilizzati per il trattamento di questa sindrome.

Esistono numerose prove a sostegno dell'uso dell'esercizio come pietra miliare nella gestione della FM (Burckhardt et al., 1994). Questa ricerca mostra che sia l'esercizio aerobico che l'allenamento della forza possono ridurre la gravità di molti sintomi associati alla FM, inclusi livelli di dolore, affaticamento, depressione e disturbi del sonno (Bircan et al., 2008). Poiché l'obesità e il sovrappeso sono comuni nelle persone con FM, anche il controllo del peso si è rivelato uno strumento efficace nella riduzione dei sintomi (Rossi et al., 2015). Le persone affette da FM spesso hanno una finestra terapeutica molto ristretta per l'attività fisica a causa degli alti livelli di dolore e rigidità associati a questo disturbo. Inoltre, l'esercizio fisico è spesso un aggravante dei sintomi. Per questo motivo, molte persone con FM evitano l'attività fisica, temendo che i loro sintomi si intensifichino. Di conseguenza, la maggior parte degli individui affetti da FM rimangono inattivi dal punto di vista aerobico, con scarsa forza muscolare e flessibilità limitata (Jones & Clark, 2002). Pertanto, i programmi di allenamento per questa popolazione dovrebbero enfatizzare l'aumento dei livelli di attività funzionale senza causare dolore e affaticamento post-sforzo.

Accumulare gradualmente almeno 5.000 passi al giorno può portare a riduzioni clinicamente significative dell'intensità del dolore (Kaleth et al., 2014).

I disturbi post-esercizio sono tipicamente riscontrati nei programmi di forza e condizionamento che utilizzano movimenti ad alta intensità e impatto maggiore e non riescono a consentire ai pazienti di auto-regolare l'intensità dell'esercizio (Jones et al., 2006). Pertanto, si raccomanda un esercizio di intensità da leggera a moderata eseguito tutti o quasi tutti i giorni della settimana.

Inoltre, poiché la gravità dei sintomi può variare notevolmente su base giornaliera, il chinesiologo deve essere in grado di manipolare il volume, l'intensità e la durata dell'esercizio in base alla tolleranza al dolore e agli attacchi acuti di affaticamento. Sarebbe consigliabile valutare la gravità dei sintomi del paziente prima dell'attività fisica.

L'allenamento contro resistenza può essere vantaggioso per chi soffre di FM aiutando a migliorare la forza muscolare isometrica e dinamica, nonché la potenza (Hakkinen et al., 2001).

Migliorando forza e potenza, i pazienti affetti da FM possono essere in grado di eseguire le attività di vita quotidiana con maggiore facilità, conservando così energia e minimizzando gli effetti della fatica. Si raccomanda che il chinesiologo scelga inizialmente almeno un esercizio per ciascuno dei principali gruppi muscolari al fine di promuovere lo sviluppo muscolare complessivo (Gavi et al., 2014). Se durante l'utilizzo di uno qualsiasi degli esercizi selezionati o nei giorni successivi all'allenamento si verificasse un peggioramento muscoloscheletrico, gli esercizi utilizzati potrebbero essere modificati o sostituiti con altri meglio sopportabili. Iniziare con due sessioni di allenamento a settimana con almeno tre giorni tra una sessione e l'altra e una frequenza di allenamento conservativa. Man mano che le capacità funzionali e la tolleranza dei pazienti migliorano, possono passare a tre sessioni di allenamento a settimana con almeno 48 ore tra una sessione e l'altra. Alcuni soggetti affetti da FM potrebbero effettivamente tollerare meglio una routine suddivisa in quattro giorni alla settimana in cui vengono allenati diversi gruppi muscolari in giorni diversi. Ciò riduce l'intensità di ogni singolo allenamento disperdendo il carico di lavoro e il volume tipicamente eseguiti in due giorni di allenamento su quattro giorni. Potrebbe anche essere utile incorporare in modo intermittente esercizi cardiovascolari e di flessibilità tra le serie per fornire ai clienti l'opportunità di riposare tra gli esercizi di allenamento di forza, migliorando così la tolleranza all'esercizio pur utilizzando efficacemente il loro tempo (Duncan & Achara, 2003).

Selezionare il livello di intensità appropriato per chi soffre di FM è spesso un processo di tentativi ed errori che richiede al chinesiologo di selezionare un carico di allenamento appropriato per suscitare un adattamento positivo senza creare aumenti significativi nel dolore o nel disagio. I pazienti dovrebbero iniziare eseguendo almeno una serie da 10 a 15 ripetizioni e aumentare gradualmente il volume dell'allenamento man mano che la tolleranza migliora e i livelli di tensione aumentano. Una volta che il paziente è in grado di eseguire da 12 a 15 ripetizioni con la forma corretta e senza eccessivo dolore e affaticamento, la quantità di resistenza può essere progressivamente aumentata con riduzioni iniziali del volume (Kraemer et al., 2018).

Pertanto, il numero di ripetizioni eseguite dovrebbe inizialmente diminuire man mano che aumenta il carico di allenamento per aiutare a prevenire un eccessivo microtrauma.

Dovrebbe essere incoraggiato l'esercizio cardiorespiratorio quotidiano. Tipicamente, gli esercizi aerobici a basso impatto e di leggera intensità come camminare, andare in bicicletta o l'attività aerobica in acqua in una piscina riscaldata sono generalmente ben tollerati dalla popolazione FM (Jones & Clark, 2002). Inoltre, poiché i movimenti ripetitivi hanno la tendenza ad aggravare i sintomi della FM, alcune persone possono tollerare intervalli di allenamento più brevi da 5 a 10 minuti durante il giorno invece di una lunga sessione di allenamento. Si consiglia di iniziare con un'intensità leggera per 10-15 minuti due volte al giorno e di aumentare la durata dell'attività a 30-40 minuti tre o quattro giorni alla settimana come tollerato (LaFontaine, 2000).

L'esecuzione di stretching statico passivo e lento in modo intermittente durante le sessioni di allenamento può anche migliorare la tolleranza del paziente all'allenamento consentendo ai clienti l'opportunità di riposarsi tra gli esercizi. Lo stretching a intervalli regolari durante il giorno può anche essere utile per ridurre il dolore e la rigidità e migliorare la mobilità, e può aiutare a prevenire il dolore e la rigidità muscolare dopo essere rimasti in una posizione per un lungo periodo di tempo. Inizialmente il soggetto dovrebbe tentare di mantenere ogni allungamento per circa 10-15 secondi o quanto la tolleranza lo consente. Man mano che la tolleranza migliora, la durata di ogni allungamento può variare progressivamente aumentando fino a 20-30 secondi. Sebbene ogni allungamento possa essere mantenuto per una durata maggiore, lo stretching più lungo di 30 secondi potrebbe essere troppo intenso e aumentare il disagio. Pertanto, potrebbe essere utile fare stretching più frequentemente piuttosto che per periodi più lunghi.

Inoltre, lo stretching quotidiano può aiutare a gestire il dolore muscolare e la rigidità spesso sperimentati da questi clienti.

L'intensità dello stretching dovrebbe rimanere relativamente bassa con un'enfasi sullo stretching solo fino al punto in cui i muscoli si sentono tesi, mai fino alla soglia del dolore o della dolorabilità. Questa è una considerazione importante poiché uno stiramento eccessivo può aumentare la probabilità di microtraumi nei tessuti muscolari insieme ad un aumento del dolore e della rigidità (Kraemer et al., 2018).

Quanto detto rispetto alle diverse tipologie dell'allenamento ci porta a identificare l'*esercizio multicomponente* come il più efficace in quanto in grado di racchiuderli tutti in un'unica sessione di allenamento. L'allenamento multicomponente potrebbe offrire vantaggi unici, oltre al singolo intervento di esercizio fisico, in quanto gli individui possono andare a beneficiare di effetti associati a molteplici forme di esercizio (aerobico, forza, flessibilità) che offrono il potenziale per allenare i sistemi cardiorespiratorio, vascolare e neuro muscoloscheletrico (Garber et al., 2011).

L'esercizio fisico per i pazienti fibromialgici presenta delle raccomandazioni e delle controindicazioni per l'allenamento che sono le seguenti:

1. Prepararsi al fatto che i progressi in tutte le componenti della fitness fisica relative alla salute richiederanno molto più tempo rispetto a quelli in soggetti apparentemente sani;

2. I chinesiologi dovrebbero essere consapevoli di come i soggetti rispondono all'allenamento ed essere disposti a regolare la frequenza, l'intensità e il tempo secondo necessità. Evitare movimenti dolorosi è vitale per questo processo;

3. All'inizio l'allenamento aerobico dovrebbe essere leggero e a basso impatto;

4. L'allenamento della forza può includere molte modalità diverse, ma dovrebbe iniziare con attività a bassa intensità fino a

quando non sarà possibile determinare la tolleranza. Considerare le attività a corpo libero, le modalità di allenamento della forza a bassa intensità come tubi ed elastici e i movimenti con macchine e pesi liberi;

5. Evitare movimenti balistici durante l'allenamento. Utilizzare movimenti fluidi e controllati che ridurranno il rischio di lesioni e consentire un adeguato controllo dei movimenti;

6. Considerare inizialmente le modalità aerobiche che sono modalità di esercizio prevedibili in modo che il cliente possa esercitarsi più efficacemente in uno stato di sedentarietà;

7. Considerare l'opportunità di alternare stretching statico di bassa intensità tra serie di allenamento della forza;

8. Sono utili anche modalità alternative di esercizio. Considerare gli esercizi in acqua, il Qi Gong o la meditazione (Kraemer et al., 2018).

I professionisti dell'esercizio fisico hanno la necessità di conoscere il dosaggio ideale e specifico per somministrare l'esercizio ad ogni singolo soggetto. Sebbene gli effetti positivi dell'esercizio siano ben conosciuti per affrontare i sintomi e le comorbilità comuni nelle persone con FM, vi è l'assoluta necessita di approfondire il dosaggio dell'esercizio in relazione ai principi FITT-VP (frequenza, intensità, tempo, tipo, volume e progressione) secondo le linee guida dell'American College of Sports Medicine (2017). Questa necessità diventa centrale perché i pazienti affetti da FM hanno un tasso di aderenza all'esercizio fisico molto basso (Schmidt-Wilcke & Clauw, 2011); ciò si verifica non solo a causa dell'esacerbazione dei sintomi, ma anche a cause delle informazioni contradditorie riguardanti l'esercizio che questi pazienti ricevono dai professionisti che fanno parte del loro gruppo di trattamento (Rooks, 2008).

Pertanto, il paragrafo 5.2 proporrà le modalità di esercizio fisico presenti nella letteratura scientifica più recente per migliorare il benessere psicofisico dei soggetti affetti da FM, evidenziando i dosaggi ideali dell'esercizio in relazione ai principi FITT-VP.

Infine, nel paragrafo 5.3 verrà presentato un esempio di protocollo di esercizio fisico multicomponente adattato ai soggetti con FM.

5.2 Il dosaggio dell'esercizio in relazione ai principi dell'allenamento FITT-VP

L'American College of Sports Medicine ha proposto l'acronimo FITT-VP (Frequenza, Intensità, Tempo, Tipo, Volume e Progressione) che rappresenta una valida guida per la prescrizione dell'esercizio. Modulare correttamente la frequenza, l'intensità, il tempo, il tipo, il volume e la progressione rappresenta la chiave per trasformare l'attività fisica in un esercizio con obiettivi terapeutici e funzionali precisi (ACSM, 2017); infatti esso è considerato un vero e proprio principio (FITT-VP Principle) sul quale deve basarsi la programmazione di un programma di esercizio fisico adattato, come lo è quello per la FM.

Attualmente la FM viene trattata con mezzi sia farmacologici che non farmacologici (Rossy et al., 1999); l'esercizio fisico ha trovato ampia applicazione in campo clinico (Thompson et al., 2013) ed è considerato l'approccio non farmacologico per eccellenza al trattamento di questa patologia (Kelley et al., 2011). Infatti, sono diversi gli studi che confermano come diversi tipi di esercizio (ad esempio aerobico, di forza, flessibilità) contribuiscono positivamente alla qualità della vita dei soggetti con FM, migliorando i sintomi negativi correlati a questa sindrome (Andrade et al., 2020).

Tuttavia, vi è la necessità di approfondire ulteriormente il dosaggio dell'esercizio in relazione ai parametri FITT-VP. Per questo motivo ci siamo occupati di valutare quello che la letteratura scientifica fornisce in merito agli effetti dell'attività fisica rispetto alla FM, cercando di indentificare il miglior protocollo di allenamento e i parametri FITT-VP più efficaci.

5.2.1 Frequenza

Il primo parametro preso in considerazione è la frequenza che si riferisce in genere al numero totale di sessioni di allenamento settimanali; essa è correlata alla durata e all'intensità dell'esercizio e varia a seconda degli obiettivi e delle preferenze del programma del cliente, dei vincoli di tempo e della capacità funzionale (ACSM, 2017).

In relazione alla FM, nei diversi studi presi in considerazione, la frequenza può differire in base al protocollo utilizzato, nello specifico si raccomanda di eseguire esercizi di forza da 2 a 3 giorni a settimana, esercizi aerobici da 2 a 4 giorni a settimana ed esercizi di flessibilità da 1 a 3 giorni a settimana per attenuare o ridurre i segni e sintomi (Pescatello, 2014).

L'ideale sarebbe quello di iniziare con due allenamenti settimanali e progredire fino a quattro con il passare delle settimane, cercando di combinare in queste sessioni i diversi protocolli fra loro (protocollo multicomponente).

5.2.2 Intensità

L'intensità dell'esercizio o dell'attività fisica si riferisce al lavoro misurato oggettivamente o al livello di sforzo determinato soggettivamente eseguito da un individuo (ACSM, 2017).

Le tipiche misure oggettive del lavoro che sono importanti per il chinesiologo includono la frequenza cardiaca, il consumo di ossigeno (VO_2max o MET), il dispendio calorico (chilocalorie [kcal] o joule [J]), la massa o il peso sollevato (chilogrammi) e la potenza erogata (watt [W]).

Il livello soggettivo dello sforzo può essere valutato attraverso un'affermazione verbale della persona che esegue l'esercizio (ad esempio, "Sono stanco" o "È facile"), il cosiddetto talk test (ovvero, il ritmo più veloce possibile mentre si è ancora in grado di portare avanti una conversazione) o una scala standardizzata (ad esempio, la valutazione Borg dello sforzo percepito). Per quanto riguarda la scala di Borg, è necessario insegnare al paziente il corretto utilizzo di questo strumento di valutazione per ottenere indicazioni precise sullo sforzo percepito (Ehrman et al., 2023).

Gli individui affetti da FM possono avere problemi a adattarsi all'esercizio fisico a causa del dolore, dell'affaticamento e del dolore dopo l'esercizio (Bidonde et al., 2014), anche per questo motivo, l'intensità dell'esercizio per questi soggetti dovrà essere fra leggera e moderata (attività aerobica con un range tra il 60/65% della FCmax; esercizi di forza con il carico fra il 30% ed il 60% di 1 ripetizione massimale (1RM) (Sousa et al., 2023).

5.2.3 Tempo

La durata (o tempo, la prima T dell'acronimo FITT) si riferisce alla quantità di tempo spesa per svolgere esercizio fisico o attività fisica (ACSM, 2017).

La durata e l'intensità dell'esercizio sono inversamente correlate: maggiore è l'intensità, minore è la durata dell'esercizio. La durata dell'esercizio dipende non solo dall'intensità dell'esercizio ma anche dallo stato di salute del paziente, dal livello di forma fisica iniziale, dalla capacità funzionale e dagli obiettivi del programma. Per migliorare i benefici per la salute, si raccomanda che gli individui affetta da FM accumulino almeno

150 minuti di attività fisica a settimana di intensità moderata (ACSM, 2017).

Questa quantità di attività fisica può essere raggiunta sia in periodi giornalieri continui (ad esempio, 45/60 minuti di sforzo di intensità moderata per 2-4 giorni/settimana) a seconda della capacità funzionale e dei vincoli temporali del cliente (ACSM, 2017).

Man mano che il cliente si adatta all'allenamento, la durata dell'esercizio può essere aumentata lentamente (p. es., di 5-10 minuti per sessione) circa ogni 1-2 settimane per almeno il primo mese. Per gli individui più anziani e meno in forma, l'ACSM (2017) raccomanda di aumentare la durata dell'esercizio, piuttosto che l'intensità, nelle fasi iniziali del programma di esercizi; tuttavia, spostare gradualmente il paziente verso la soglia minima richiesta sia di durata che di intensità è importante in termini di massimizzazione dei benefici del programma. Per la maggior parte dei pazienti, la durata degli allenamenti aerobici, di forza e di flessibilità non deve superare i 60 minuti. Ciò ridurrà la possibilità di infortuni da uso eccessivo e di esaurimento da esercizio (ACSM, 2017).

Dagli studi presenti in letteratura si può evincere come la durata ottimale di ciascuna sessione di allenamento per ottenere un miglioramento di ciascun parametro valutato nei soggetti affetti da FM è tra i 60 e i 90 minuti, con i protocolli di allenamento dalla durata maggiore di 6 settimane che sembrano avere gli effetti migliori nei pazienti.

5.2.4 Tipo

La seconda T dell'acronimo FITT-VP si riferisce alla tipologia e modalità di esecuzione dell'esercizio; gli individui con FM possono avere risposte diverse a diversi tipi di protocolli di esercizio: aerobico, forza, flessibilità, acquatico, pilates, tai chi (Kolak et al., 2022).

Questi protocolli vengono in letteratura utilizzati sia singolarmente sia associati fra di loro; per esempio, l'accoppiamento dell'esercizio aerobico con altre modalità di esercizio è fondamentale poiché induce adattamenti in diversi sistemi, in particolare quello cardiovascolare, energetico, neuromuscolare e neuroendocrino (Bidonde et al., 1996); quest'ultimo permette un aumento delle concentrazioni di serotonina e norepinefrina, con un conseguente miglioramento dell'umore e un maggiore benessere psicofisico (Busch et al., 2008).

Poiché questi individui presentano una grande diversità di segni e sintomi si dovrebbero preferire protocolli di esercizio multicomponente che siano in grado di fornire effetti positivi su un maggior numero di sintomi (Neira et al., 2024), ma non solo, in quanto rappresentano l'insieme di tutti i protocolli precedentemente citati in un'unica sessione di allenamento; infatti l'allenamento multicomponente viene definito come una forma di allenamento che prevede l'esecuzione combinata di una varietà di esercizi per sviluppare forza, equilibrio, flessibilità e resistenza cardiovascolare tutti in un'unica sessione di allenamento (López-López et al., 2023).

5.2.5 Volume e progressione

Il Volume è la quantità totale di esercizio necessaria ad ottenere un risultato mentre la progressione è la modalità in cui i parametri allenanti vengono modificati, per proseguire nei miglioramenti o per adattarsi alla necessità della singola persona (ACSM, 2017).

Per il miglioramento di segni e sintomi correlati alla FM, in relazione ai parametri di volume e progressione, è raccomandabile partire con un volume iniziale fra le 8-12 ripetizioni da progredire fino a 15-20 associandole ad un numero di serie iniziale di 2 per poi passare a 4 serie per ogni esercizio.

5.3 Esempio di protocollo di esercizio fisico adattato ai soggetti affetti da Fibromialgia

Dal paragrafo precedente si evince che il protocollo multicomponente sia la tipologia di esercizio fisico più appropriato per i soggetti affetti da FM.

In questo paragrafo abbiamo riportato un esempio di protocollo di esercizio fisico adattato multicomponente per il quale la letteratura ha dimostrato la sua efficacia nel migliorare la fitness fisica e la qualità della vita nei pazienti affetti dalla FM.

La tabella 5.1 mostra un protocollo di esercizio fisico multicomponente da svolgere nella fase iniziale, mentre la tabella 5.2 mostra la fase centrale di un protocollo di esercizio multicomponente avanzato da effettuare dopo circa 4-6 settimane di attività fisica. Scansionando i QR Code è possibile consultare i video online che mostrano l'esecuzione degli esercizi.

Tabella 5.1 Esempio di protocollo di esercizio fisico multicomponente da svolgere in fase iniziale.

ATTIVAZIONE		
	CAMMINATA SUL POSTO Durata: 120 secondi Camminata sul posto a velocità moderata. Poggiare tutto il piede per terra e sollevare in maniera alternata le ginocchia.	
	RETRAZIONE DELLE SCAPOLE 20 Ripetizioni Afferrare un bastone con entrambe le mani e distendere le braccia frontalmente. Portare avanti ed indietro le spalle mantenendo le braccia distese e percepire rispettivamente l'allontanamento e l'avvicinamento delle scapole. Mantenere neutra e stabile la curva lombare.	

SOLLEVAMENTO DELLE BRACCIA CON BASTONE

10 Ripetizioni
Afferrare un bastone con entrambe le mani. Portare il bastone sopra la testa mantenendo le braccia distese. Mantenere la curva lombare.

SOLLEVAMENTO DELLE BRACCIA CON BASTONE (BOUNCE)

10 Ripetizioni
Afferrare un bastone con entrambe le mani. Portare il bastone sopra la testa mantenendo le braccia distese ed effettuare un piccolo rimbalzo una volta arrivato alla massima escursione articolare. Mantenere la curva lombare.

ROTAZIONE DELL'ANCA

10 Ripetizioni per lato
Mantenere l'equilibrio su un piede, usando il bastone (o altri appoggi). Eseguire il movimento di extrarotazione ed intrarotazione dell'anca lentamente e mantenendo la curva lombare.

FASE CENTRALE			
	CAMMINATA SUL POSTO Durata: 30 secondi Recupero: 30 secondi Camminata sul posto a velocità moderata. Poggiare tutto il piede per terra e sollevare in maniera alternata le ginocchia.		
	CAMMINATA LATERALE Durata: 30 secondi Recupero: 30 secondi Camminata laterale Attenzione a mantenere l'equilibrio durante lo spostamento laterale.		
	PIEGAMENTO SULLE GAMBE 10 Ripetizioni Recupero: 60 secondi Divaricare i piedi all'altezza delle spalle. Tenendo il peso del corpo al centro dei piedi, piegare le ginocchia fino a sentire una attivazione nella parte anteriore della coscia. Attenzione a mantenere le curve fisiologiche della schiena.		

FLESSIONE ANCA E DISTENSIONE BRACCIA

10 ripetizioni per gamba
Recupero: 60 secondi
Sollevare entrambe le braccia sopra la testa e le ginocchia in maniera alternata. Fare attenzione a mantenere l'equilibrio sul piede in appoggio e tirare su la punta del piede che si stacca dal suolo.

SOLLEVAMENTO DEI TALLONI

10 Ripetizioni
Recupero: 45 secondi
Da posizione eretta sollevare i talloni velocemente e scendere in maniera controllata. Tra una ripetizione e l'altra non far toccare i talloni e il pavimento. Se necessario aiutarsi con sostegno per mantenere l'equilibrio.

PONTE PER GLUTEI

10 Ripetizioni
Recupero: 45 secondi
Sdraiati a pancia in su flettere le gambe, poggiando i piedi divaricati alla larghezza delle anche e quanto più vicini possibile ai glutei. Da questa posizione sollevare il bacino cercando di portare sulla stessa linea immaginaria spalle, bacino e ginocchia. Scendere in maniera controllata.

	DISTENSIONI INCROCIATE 10 Ripetizioni per lato Recupero: 60 secondi In posizione di quadrupedia discendere arto superiore e arto inferiore controlaterale contemporaneamente. Durante l'esecuzione del movimento conservare le curve fisiologiche e mantenere il bacino parallelo al suolo.	
	SLANCI IN QUADRUPEDIA 10 Ripetizioni per lato Recupero: 60 secondi In posizione di quadrupedia, posizionare le mani sotto le spalle e le ginocchia sotto le anche. Sollevare una gamba immaginando di dover toccare il soffitto con il piede. Controllare il bacino in modo da mantenerlo parallelo al suolo e non inarcare la schiena. Tornare in maniera controllata.	
	FLESSIONI DEL GOMITO 10 Ripetizioni Recupero: 45 secondi In posizione eretta flettere contemporaneamente i gomiti portando i manubri verso la spalla dello stesso braccio. Se non si è in possesso di manubri, utilizzare bottiglie dell'acqua o alti attrezzi domestici.	

DEFATICAMENTO – 20 secondi di pausa tra gli esercizi		
	GATTO & MUCCA 12 Ripetizioni Assumere posizione in quadrupedia con mani sotto le spalle e ginocchia sotto le anche. Bacino in retroversione e spingere con le mani per fare la "gobba" e flettere la testa. Bacino in anteroversione, inarcare la schiena a braccia tese ed estendere il capo. inspirare quando si sta con la testa in alto ed espirare con la testa in basso.	
	POSIZIONE DEL BAMBINO 3 volte per 30 Secondi Da una posizione di quadrupedia, portare i glutei ai talloni allungando le mani fino a sentire un allungamento a livello dorsale.	
	STRETCHING QUADRICIPITE 2 ripetizioni per 30 Secondi per lato Da posizione eretta, afferrare il piede con la mano piegando il ginocchio fino a percepire una sensazione di allungamento nella parte anteriore della coscia. Se necessario utilizzare un appoggio per mantenere l'equilibrio	

È consigliabile utilizzare il protocollo precedente per le fasi iniziali dell'allenamento (circa 4/6 settimane) e implementarlo successivamente con il protocollo mostrato nella tabella 5.2 per rispettare i principi FITT-VP precedentemente illustrati; nello specifico varieranno le modalità di esecuzione di alcuni esercizi, l'intensità della componente aerobica e cambieranno interamente anche alcuni esercizi sostituiti con altri, ritenuti in seguito all'aumento del grado di allenamento dei soggetti, più validi ed efficaci.

Tabella 5.2 Fase centrale di un protocollo di esercizio multicomponente avanzato da svolgere dopo 4/6 settimane.

FASE CENTRALE		
	CAMMINATA SUL POSTO Durata: 30 secondi. Recupero: 30 secondi. Camminata sul posto a velocità moderata. Poggiare tutto il piede per terra e sollevare in maniera alternata le ginocchia.	
	CAMMINATA LATERALE CON ARTI SUPERIORI Durata: 30 secondi Recupero: 30 secondi Camminata laterale con movimento sopra la testa delle braccia. Portare le braccia su mentre allontano i piedi e le riporto giù quando si riavvicinano. Attenzione a mantenere l'equilibrio e controllare il movimento.	

PIEGAMENTO SULLE GAMBE CON ARTI SUPERIORI

10 Ripetizioni
Recupero: 60 secondi
Divaricare i piedi all'altezza delle spalle. Tenendo il peso del corpo al centro dei piedi, piegare le ginocchia fino a sentire una attivazione nella parte anteriore della coscia. In fase di risalita, sollevare un braccio in maniera alternata sopra la testa

AFFONDI FRONTALI

8 Ripetizioni per gamba
Recupero: 60 secondi
Da posizione eretta effettuare un passo indietro e tenendo il peso del corpo distribuito su entrambi i piedi. Piegare entrambe le ginocchia e cercando di avvicinarsi con il ginocchio posteriore quanto più possibile al pavimento, senza toccarlo. Spingere con entrambe le gambe e tornare in posizione iniziale

AFFONDI LATERALI

8 Ripetizioni per gamba
Recupero: 60 secondi
Da posizione eretta effettuare un passo laterale e spostare il peso del corpo sul piede mosso. Piegare il ginocchio e tenere tesa la gamba rimasta ferma. Spingere con la gamba piegata e tornare in posizione iniziale

SOLLEVAMENTO DEI TALLONI

10 Ripetizioni
Recupero: 45 secondi
Da posizione eretta sollevare i talloni velocemente e scendere in maniera controllata. Tra una ripetizione e l'altra non far toccare i talloni e il pavimento. Se necessario aiutarsi con sostegno per mantenere l'equilibrio.

PONTE PER GLUTEI

10 Ripetizioni
Recupero: 45 secondi
Sdraiati a pancia in su flettere le gambe, poggiando i piedi divaricati alla larghezza delle anche e quanto più vicini possibile ai glutei. Da questa posizione sollevare il bacino cercando di portare sulla stessa linea immaginaria spalle, bacino e ginocchia. Scendere in maniera controllata.

DISTENSIONI INCROCIATE

10 Ripetizioni per lato
Recupero: 60 secondi
In posizione di quadrupedia distendere arto superiore e arto inferiore controlaterale contemporaneamente. Durante l'esecuzione del movimento conservare le curve fisiologiche e mantenere il bacino parallelo al suolo.

SLANCI IN QUADRUPEDIA

10 Ripetizioni per lato
Recupero: 60 secondi
In posizione di quadrupedia, posizionare le mani sotto le spalle e le ginocchia sotto le anche. Sollevare una gamba immaginando di dover toccare il soffitto con il piede.
Controllare il bacino in modo da mantenerlo parallelo al suolo e non inarcare la schiena. Tornare in maniera controllata.

FLESSIONI DEL GOMITO

10 Ripetizioni
Recupero: 45 secondi
In posizione eretta flettere contemporaneamente i gomiti portando i manubri verso la spalla dello stesso braccio.
Se non si è in possesso di manubri, utilizzare bottiglie dell'acqua o alti attrezzi domestici.

Bibliografia

American College of Sports Medicine. (2017). *ACSM's Guidelines for Exercise Testing and Prescription*. 10th ed. New York: Wolters Kluwer.

Andrade, A., Dominski, F. H., & Sieczkowska, S. M. (2020, December). What we already know about the effects of exercise in patients with fibromyalgia: An umbrella review. In *Seminars in arthritis and rheumatism* (Vol. 50, No. 6, pp. 1465-1480). WB Saunders.

Bidonde, J., Busch, A. J., Schachter, C. L., Overend, T. J., Kim, S. Y., Góes, S. M., ... & Cochrane Musculoskeletal Group. (1996). Aerobic exercise training for adults with fibromyalgia. *Cochrane Database of Systematic Reviews*, *2017*(6).

Bidonde, J., Jean Busch, A., Bath, B., & Milosavljevic, S. (2014). Exercise for adults with fibromyalgia: an umbrella systematic review with synthesis of best evidence. *Current rheumatology reviews*, *10*(1), 45-79.

Bircan, Ç., Karasel, S. A., Akgün, B., El, Ö., & Alper, S. (2008). Effects of muscle strengthening versus aerobic exercise program in fibromyalgia. *Rheumatology international*, *28*, 527-532.

Bull, F. C., Al-Ansari, S. S., Biddle, S., Borodulin, K., Buman, M. P., Cardon, G., ... & Willumsen, J. F. (2020). World Health Organization 2020 guidelines on physical activity and sedentary behaviour. *British Journal of Sports Medicine*, *54*(24), 1451-1462.

Burckhardt, C. S., Mannerkorpi, K., Hedenberg, L., & Bjelle, A. (1994). A randomized, controlled clinical trial of education and physical training for women with fibromyalgia. *The Journal of Rheumatology*, *21*(4), 714-720.

Busch, A. J., Schachter, C. L., Overend, T. J., Peloso, P. M., & Barber, K. A. (2008). Exercise for fibromyalgia: a systematic review. *The Journal of rheumatology*, *35*(6), 1130-1144.

Coombes, J. S., Law, J., Lancashire, B., & Fassett, R. G. (2015). "Exercise is medicine" curbing the burden of chronic disease and physical inactivity. *Asia Pacific Journal of Public Health*, *27*(2), NP600-NP605.

DECRETO LEGISLATIVO 28 febbraio 2021, n. 36. https://www.gazzettaufficiale.it/eli/id/2021/03/18/21G00043/sg

Duncan, H. V., & Achara, G. (2003). A rare initial manifestation of systemic lupus erythematosus—acute pancreatitis: case report and review of the literature. *The Journal of the American Board of Family Practice*, *16*(4), 334-338.

Ehrman, J. K., Gordon, P. M., Visich, P. S., & Keteyian, S. J. (Eds.). (2023). *Clinical exercise physiology: exercise management for chronic diseases and special populations*. Human Kinetics.

Eijsvogels, T. M., & Thompson, P. D. (2015). Exercise is medicine: at any dose?. *Jama*, *314*(18), 1915-1916.

Farinella, A., Mosso, C. O., & Leonardi, D. (2016). Attività motoria e sportiva come strategia per promuovere l'inclusione: una prospettiva dell'attività fisica adattata. *Formazione & insegnamento*, *14*(3 Suppl.), 85-92.

Garber, C. E., Blissmer, B., Deschenes, M. R., Franklin, B. A., Lamonte, M. J., Lee, I. M., ... & Swain, D. P. (2011). Quantity and quality of exercise for developing and maintaining cardiorespiratory, musculoskeletal, and neuromotor fitness in apparently healthy adults: guidance for prescribing exercise. *Medicine & science in sports & exercise*, *43*(7), 1334-1359.

Gavi, M. B. R. O., Vassalo, D. V., Amaral, F. T., Macedo, D. C. F., Gava, P. L., Dantas, E. M., & Valim, V. (2014). Strengthening exercises improve symptoms and quality of life but do not change autonomic modulation in fibromyalgia: a randomized clinical trial. *PloS one*, *9*(3), e90767.

Gibson, A. L., Wagner, D. R., & Heyward, V. H. (2024). *Advanced fitness assessment and exercise prescription*. Human kinetics.

Häkkinen, A., Häkkinen, K., Hannonen, P., & Alen, M. (2001). Strength training induced adaptations in neuromuscular function of premenopausal women with fibromyalgia: comparison with healthy women. *Annals of the rheumatic diseases*, *60*(1), 21-26.

Jones, K. D., & Clark, S. R. (2002). Individualizing the exercise prescription for persons with fibromyalgia. *Rheumatic Disease Clinics*, *28*(2), 419-436.

Jones, K. D., Adams, D., Winters-Stone, K., & Burckhardt, C. S. (2006). A comprehensive review of 46 exercise treatment studies in fibromyalgia (1988–2005). *Health and quality of life outcomes*, *4*, 1-6.

Kaleth, A. S., Slaven, J. E., & Ang, D. C. (2014). Does increasing steps per day predict improvement in physical function and pain interference in adults with fibromyalgia?. *Arthritis care & research*, *66*(12), 1887-1894.

Kelley, G. A., & Kelley, K. S. (2011). Exercise improves global well-being in adults with fibromyalgia: confirmation of previous meta-analytic results using a recently developed and novel varying coefficient model. *Clinical and Experimental Rheumatology-Incl Supplements*, *29*(6), S60.

Kolak, E., Ardıç, F., & Fındıkoğlu, G. (2022). Effects of different types of exercises on pain, quality of life, depression, and body composition in women with fibromyalgia: A three-arm, parallel-group, randomized trial. *Archives of Rheumatology*, *37*(3), 444.

Kraemer, W. J., Comstock, B. A., & Clark, J. E. (2018). NSCA's Essentials of Training Special Populations. *Champaign, IL: Human Kinetics*.

LaFontaine, T. (2000). Special populations. *Strength and Conditioning Journal*, *22*(5), 42-44.

López-López, S., Abuín-Porras, V., Berlanga, L. A., Martos-Duarte, M., Perea-Unceta, L., Romero-Morales, C., & Pareja-Galeano, H. (2023). Functional mobility and physical fitness are improved through a multicomponent training program in institutionalized older adults. *GeroScience*, *46*(1), 1201–1209. https://doi.org/10.1007/s11357-023-00877-4

Lundqvist, S., Börjesson, M., Larsson, M. E., Hagberg, L., & Cider, Å. (2017). Physical Activity on Prescription (PAP), in patients with metabolic risk factors. A 6-month follow-up study in primary health care. *PLoS One*, *12*(4), e0175190.

Martin, D., Carl, K., & Lehnertz, K. (1997). *Manuale di teoria dell'allenamento*. Società stampa sportiva.

Neira, S. R., Marques, A. P., Cervantes, R. F., Pillado, M. S., & Costa, J. V. (2024). Efficacy of aquatic vs land-based therapy for pain management in women with fibromyalgia: a randomised controlled trial. *Physiotherapy*, *123*, 91-101.

Pescatello, L. S. (Ed.). (2014). *ACSM's guidelines for exercise testing and prescription*. Lippincott Williams & Wilkins.

Pescatello, L. S., Franklin, B. A., Fagard, R., Farquhar, W. B., Kelley, G. A., & Ray, C. A. (2004). Exercise and hypertension. *Medicine & science in sports & exercise*, *36*(3), 533-553.

Rooks, D. S. (2008). Talking to patients with fibromyalgia about physical activity and exercise. *Current opinion in Rheumatology*, *20*(2), 208-212.

Rossi, A., Di Lollo, A. C., Guzzo, M. P., Giacomelli, C., Atzeni, F., Bazzichi, L., & Di Franco, M. (2015). Fibromyalgia and nutrition: what news. *Clin Exp Rheumatol*, *33*(1 Suppl 88), S117-25.

Rossy, L. A., Buckelew, S. P., Dorr, N., Hagglund, K. J., Thayer, J. F., McIntosh, M. J., ... & Johnson, J. C. (1999). A meta-analysis of fibromyalgia treatment interventions. *Annals of behavioral medicine*, *21*(2), 180-191.

Same, R. V., Feldman, D. I., Shah, N., Martin, S. S., Al Rifai, M., Blaha, M. J., ... & Ahmed, H. M. (2016). Relationship between sedentary behavior and cardiovascular risk. *Current cardiology reports*, *18*, 1-7.

Schmidt-Wilcke, T., & Clauw, D. J. (2011). Fibromyalgia: from pathophysiology to therapy. *Nature Reviews Rheumatology*, *7*(9), 518-527.

Sousa, M., et al. (2023, June). Effects of combined training programs in individuals with fibromyalgia: a systematic review. *In Healthcare* (Vol. 11, No. 12, p. 1708). MDPI.

Thompson, P. D., Arena, R., Riebe, D., & Pescatello, L. S. (2013). ACSM's new preparticipation health screening recommendations from ACSM's guidelines for exercise testing and prescription. *Current sports medicine reports*, *12*(4), 215-217.

US Department of Health and Human Services. (2008). US Department of Health and Human Services 2008 physical activity guidelines for Americans. *Hyattsville, MD: Author, Washington, DC*, *2008*, 1-40.

Wen, C. P., Wai, J. P. M., Tsai, M. K., Yang, Y. C., Cheng, T. Y. D., Lee, M. C., ... & Wu, X. (2011). Minimum amount of physical activity for reduced mortality and extended life expectancy: a prospective cohort study. *The lancet*, *378*(9798), 1244-1253.

Word Health Organization (2020). WHO guidelines on physical activity and sedentary behaviour. Geneva: World Health Organization. www.who.int/publications/i/item/9789240015128

www.ingramcontent.com/pod-product-compliance
Lightning Source LLC
Chambersburg PA
CBHW052146220526
45471CB00004B/1546